塞梅尔维斯大学与黑龙江中医药大学的中医药教育合作历程

主　编　于福年　（匈）欧劳维茨·马克

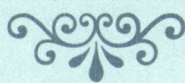

全国百佳图书出版单位
中国中医药出版社
·北京·

图书在版编目（CIP）数据

塞梅尔维斯大学与黑龙江中医药大学的中医药教育合作
历程 / 于福年，（匈）欧劳维茨·马克
（Oravecz Mark）主编 . —北京：中国中医药出版社，
2021.6
ISBN 978-7-5132-6942-1

Ⅰ . ①塞… Ⅱ . ①于… ②欧… Ⅲ . ①中医教育—
国际合作—中国、匈牙利 Ⅳ . ① R2-4

中国版本图书馆 CIP 数据核字（2021）第 075755 号

中国中医药出版社出版
北京经济技术开发区科创十三街 31 号院二区 8 号楼
邮政编码　100176
传真　010-64405721
河北品睿印刷有限公司印刷
各地新华书店经销

开本 787×1092　1/16　印张 7.5　字数 103 千字
2021 年 6 月第 1 版　2021 年 6 月第 1 次印刷
书号　ISBN 978 - 7 - 5132 - 6942 - 1

定价　88.00 元
网址　www.cptcm.com

服 务 热 线　010-64405510
购 书 热 线　010-89535836
维 权 打 假　010-64405753

微信服务号　zgzyycbs
微商城网址　https://kdt.im/LIdUGr
官 方 微 博　http://e.weibo.com/cptcm
天猫旗舰店网址　https://zgzyycbs.tmall.com

如有印装质量问题请与本社出版部联系（010-64405510）

《塞梅尔维斯大学与黑龙江中医药大学
的中医药教育合作历程》
编委会

主　　编　于福年（黑龙江中医药大学匈牙利分校中方校长，

　　　　　　　　　　塞梅尔维斯大学健康学院教授）

　　　　　欧劳维茨·马克（黑龙江中医药大学匈牙利分校讲师）

编　　委　乔鲍·卡罗伊（退休首席医务官）

　　　　　梅萨罗什·尤迪特（塞梅尔维斯大学健康学院前院长）

　　　　　纳吉·佐尔坦·若尔特（塞梅尔维斯大学健康学院院长、教授）

　　　　　绍托尼·彼得（匈牙利科学院院士，塞梅尔维斯大学前校长、教授）

　　　　　萨尔马·贝拉（匈牙利医学会联合会前总干事）

翻　　译　杨永前

审　　稿　艾瑞·阿杨多克　欧劳维茨·马克　于福年

赞助单位　中匈企业家联合会

序 言

中医药学是一个伟大的宝库。它根植于中国，绽放于全世界。如今，在中医药领域的对外交流与合作中，中医药已成为中国"一带一路"倡议中的重要合作内容之一。

在国际科技人文交流中，教育领域的交流合作尤为必要，它以文化和知识为载体，可谓是其他领域合作的基础。近十几年来，在匈牙利中医界活跃着一批包括于福年教授在内的中医药领域的杰出骨干人才，他们为了推动匈牙利中医药学的高等本科教育，孜孜以求，不断努力。幸运的是，他们付出的努力得到了匈牙利政府、医疗管理部门、塞梅尔维斯大学、匈牙利医学会联合会等的支持和配合，终获成功。本书所描述的正是这一时期发生的真实故事。作为中国驻匈牙利大使，我非常高兴地看到中匈双方在中医药领域的丰硕合作成果，也很乐意尽力支持大家继续努力开展相关工作，并期待取得更多更好的成绩，使中医药造福广大的匈牙利民众。

2019年恰为中华人民共和国成立70周年和中匈建交70周年，两国在中医教育领域的合作是双方友好关系的具体体现。因此，欣然命笔，以此为序。

中华人民共和国驻匈牙利共和国特命全权大使 段洁龙

2019 年 10 月 29 日于布达佩斯

前　言

　　自 1978 年以来，黑龙江中医药大学培养外国留学生已有 30 余年的历史。特别是近几年在国家"一带一路"倡议的大背景下，中医药领域的对外交流合作硕果累累。

　　我校对与匈牙利合作伙伴——塞梅尔维斯大学的合作交流尤其重视。大约在 15 年前，我校杰出校友于福年教授作为匈牙利中医药学会会长，与时任黑龙江中医药大学校长的匡海学教授共同提出建立匈牙利分校的计划，并付诸实践，为在匈牙利开展中医教育、培养本土中医师奠定了基础。当时我校的匈牙利合作伙伴——匈牙利中医药学会是匈牙利医学会联合会的成员，所以后来我校领导获得了与时任匈牙利医学会联合会主席绍托尼·彼得教授在哈尔滨会谈的机会，提出把中医教育纳入匈牙利高校教育的相关事宜。绍托尼主席曾任塞梅尔维斯大学校长，他为我们推荐了匈牙利医学院校中排名第一的塞梅尔维斯大学作为合作伙伴。2010 年，经匈牙利教育部批准，黑龙江中医药大学匈牙利分校在塞梅尔维斯大学正式开课。2017 年，本人亲自前往塞梅尔维斯大学，并有幸和国家相关领导共同为设在该大学的"中国中东欧中医药中心（匈牙利）"举行奠基仪式。

　　本书以翔实的史料介绍了我校匈牙利分校在匈牙利的建立过程及中匈两国亲历者们为此所付出的努力。中国有句俗话："饮水不忘挖井人。"记录历史，并向这些海外中医药事业开拓者们致以崇高的敬意，我觉得这才是本书与读者见面的意义。借此机会，我想感谢绍托尼·彼得教授等匈方专家们为匈牙利中医药事业发展所做出的贡献。同时，也感谢于福年教授和各位在匈牙利的校友为海外中医药发展所做出的努力。

我衷心地希望，本书所描述的美好故事，将会是中匈两国中医合作长篇中的第一篇。

黑龙江中医药大学时任校长　孙忠人

2019 年 11 月 28 日于冰城哈尔滨

Tisztelt Olvasó!

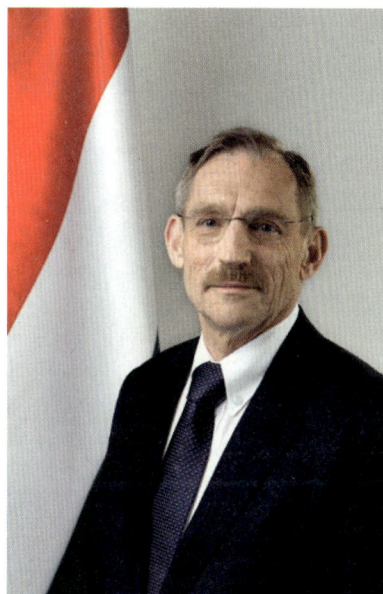

Bízom benne, hogy Magyarországon a hagyományos kínai orvoslás kiváló szakembereit tudják kiképezni. A képzés lehetővé teszi, hogy a hagyományos kínai orvoslás széles körben elérhetővé váljon mind Magyarországon, mind Európában.

Dr. Pintér Sándor

miniszterelnök-helyettes, belügyminiszter

【译文】

尊敬的读者：

我相信，在匈牙利可以培养出优秀的中医专业人才。培训将使中医不管是在匈牙利还是在欧洲都变得更加普及。

匈牙利副总理兼内务部部长　平特尔·山多尔

目　录

导言

◎ 中国传统医学

中国传统医学是起源于中国的，具有 2000 多年的历史，以独特的知识理论为基础，采用传统疗法的治疗体系。中医的成果为全人类的医学发展做出了巨大贡献。在欧洲，中医学属于补充医学的范畴，因此中医疗法与常规治疗并不冲突，可以把中医治疗作为常规治疗的补充。在补充性的疗法中，中医治疗是最常见的一种。由于中医治疗的高度普及，特别重要的一点是，要在科学的基础上使其尽可能地得到最安全和最有效的应用，关键因素之一就是要有高质量的教学。

◎ 中医的认可度不断提高

世界卫生大会关于传统医学的决议制定的《世卫组织 2014—2023 年传统医学战略》指出："质量可靠、安全有效的传统医学有助于实现确保人人获得卫生保健的目标。"2014 年，第 67 届世界卫生大会做出的决议敦促各成员国根据本国的实际情况，调整、采纳和实施世界卫生组织的传统医学战略。

2019 年，世界卫生组织在公布的《国际疾病分类第十一次修订本（ICD-11）》中，首次将起源于中国的传统医学纳入分类系统，以促进与中医治疗相关的流行病学的数据收集。2010 年，联合国教科文组织将"中医针灸"正式列入"人类非物质文化遗产代表作名录"。2011 年，中国医学典籍《黄帝内经》和《本草纲目》成功入选"世界记忆名录"。

2009 年，国际标准化组织（ISO）成立了中医药技术委员会（ISO/TC249）。该委员会在 23 个成员国和 17 个观察员国的努力下，于 2019 年发布了 45 个中医药标准，如针灸针、中药材重金属含量的确定、中医药术语和供应链管理等。

◎ 中药研究

2015 年，屠呦呦因发现青蒿素而获得诺贝尔生理学或医学奖。青蒿素是一种从中草药黄花蒿中提取得到的有效成分，可作为抗恶性疟原虫疟疾的治疗药物，以青蒿素为基础的联合疗法目前是世界范围内治疗疟疾感染最有效的手段。从中药材中提取活性成分的历史要早于 2015 年，可追溯至 1885 年，日本有机化学家长井长义从中草药中分离出麻黄碱。除青蒿素外，还有其他发现，例如从红曲中分离出的能降低人体血液中胆固醇的有效物质莫纳可林 K（Monacolin-K），又或是治疗急性早幼粒细胞白血病的一线药物三氧化二砷（砒霜）。所有这些重要的发现都表明，中医药研究大有可为。

除了发现新的有效成分外，针灸研究是中医学研究的另一个重要领域。与针灸有关的出版物数量呈指数增长，1995 年至 2016 年超过 13000 种。关于针灸的随机对照试验报告，其数量上的增长尤为惊人，2014 年增长 20%。试验结果显示出非常多样化的图景，研究方法呈现多样化，对试验报告的质量也有非常多的评价。除了试验方法的发展外，针灸应用的范围也越来越广。在越来越多的治疗方法建议中出现了针灸选项，例如，对偏头痛预防性治疗，建议进行至少由六次针灸组成的一个疗程。根据目前的数据，针灸的使用主要是为了减轻各种慢性疼痛、花粉过敏症状，以及术后或化疗后的恶心、呕吐，辅助中风后的康复治疗等。

◎ 中医教学

对于中医而言，教学方法的重要性至少与治疗工具或知识理论体系相当。

作为当前教学组成部分的中医文献已有 2500 多年的历史，这些文献决定了中医的治疗程序。中医师培训机构最早产生于 6 ～ 7 世纪。早在 11 世纪，由专门的机构编纂的标准化的书籍，经印刷后在全国范围内流传，并且出现了第一个针灸模型。

在 19 世纪，将中医与"西方医学"相结合的想法首次出现，随后在 20 世纪初期出现了中西医结合的教学形式，不仅出现了"西医"解剖学、生理学、病理学和药学等学科，而且中医还以"西医"模式的课程结构进行教学。在这些培训的基础上，我国在 20 世纪 50 年代建立了一批专门从事中医学教育、研究和医疗工作的大学，这些大学以五年制学士学位、三年制硕士学位和三年制博士学位的阶梯结构进行教学。中国模式的培训体系与中医教学传统有着明显的连续性。重要国际组织，如世界卫生组织的中医培训基准也以此为基础。在世界范围内，很难找到不以这一体系为基础的中医培训模式。

在欧洲，许多大学的中医药类专业，从本科到博士学位的培训都采用的是中国中医培训模式。在荷兰，有"传统中医药"专业的四年制学士学位；在英国，提供三年的"中医"或"传统针灸"学士和硕士课程；在挪威，有"传统中医和针灸"四到五年全日制基础培训；维也纳医科大学开设了为期五个学期的"中医"理学硕士课程；爱尔兰中医药学院与广州中医药大学有合作培训博士学位的计划。从欧洲和全球的例子中可以得出结论，高等教育培训可以促进中医专业的本地化发展。

只有在受到规则和标准体系约束，接受严格的培训，达到足够高的知识水平的情况下获得行医执照，中医才能在欧洲被真正地接受。看起来，培养掌握传统中医知识和治疗方法并能结合其国内特点进行安全而有效治疗的专业人员非常重要。假如大学承担有关教学，为管理和行医许可提供标准，将可以使补充疗法更加安全。

本书旨在介绍塞梅尔维斯大学为更加全面地了解中医，更精确地应用中医所做出的各种努力，正是这些努力，使塞梅尔维斯大学建立起真正的中医药学本科培训成为可能。

　　本书介绍的事件始于世纪之交，塞梅尔维斯大学出现了在中医药领域的合作需求，直到中匈双方通过建立中国传统医学方面的关系，与中国伙伴大学进行联合培训为止。除了这些，我们还将介绍塞梅尔维斯大学的合作伙伴和培训内容。本书旨在帮助中国和匈牙利建立教育和研究机构之间的未来关系，并为中医培训体系提供支持，而书中所记录的经验则可作为参考。

（纳吉·佐尔坦·若尔特）

第一章

塞梅尔维斯大学与中国关系的
开端以及中医的合法化

前　因

1998 年春天，匈牙利福利部对外关系司找到当时塞梅尔维斯大学的校长罗米奇·拉斯洛（Romics László）教授，向其告知中国医药代表团即将抵达匈牙利。该代表团之所以来匈牙利，是想要了解匈牙利国家高等教育系统，包括其组织结构及其运作的理论和实践问题。在会见的过程中，来自北京中医药大学的代表团表示此次访问对象为包括匈牙利在内的数个欧洲国家，并期望建立进一步的双边关系。

该代表团的成员们尤其想要了解的是，塞梅尔维斯大学下属的卫生学院（自 2001 年起更名为"健康学院"）是否了解中国传统医学（以下简称"中医"）。福利部表示，该部支持卫生科学领域内一切使匈中关系的深化成为可能的合作。只要塞梅尔维斯大学有意深化双边关系，请在会谈中抓住机遇。

应塞梅尔维斯大学校长的要求，基础医学院成立了一个"特设"顾问委员会，以接待中国代表团，并代表塞梅尔维斯大学就中医议题拟定适当的立场。基础医学学院院长绍托尼·彼得（Sótonyi Péter）博士被指定负责该"特设"顾问委员会的协调工作。基础医学院"特设"顾问委员会的成员有：基础医学院常务副院长索拉尔·拉约什（Szollár Lajos）博士、基础医学院副院长奥查迪·捷尔吉（Acsády György）博士、基础医学院系主任毛焦尔·卡尔曼（Magyar Kálmán）博士、基础医学院副院长包林·费伦茨（Paulin Ferenc）博士、法律顾问绍劳蒙·费伦茨（Salamon Ferenc）博士、对外关系办公室主任克米维什·维洛尼卡（Kőmíves Veronika）博士。该委员会首先要确定并澄清一些问题，以便拟定实质性的立场。这些问题是：

1. 中匈两国在医学和卫生领域的关系状况。

2. 非常规疗法的法律地位。

3. 中医在匈牙利的法律法规和实践情况。

4.委员会的简要立场和建议。

实质性工作的特点是广泛收集材料。从已掌握的信息中，该委员会就非常规治疗和中医实践得出了适当的客观结论。

应中国代表团的要求，在妇产科的第一教室里，在中英文同声传译的帮助下，中方通过六个讲座介绍了中医实践的主要领域及其教育体系。在讲座中，使用英语和德语学习的医学生人数众多，他们的兴趣和活跃程度令人印象深刻。讲座的顺利进行要感谢常务副校长鲍普·佐尔坦教授大力的支持和帮助。

在最后一次会谈中，双方均表示将起草合作协议草案。经大学负责人同意后，双边签署了合作协议草案。2001年11月7日，双边合作协议在布达佩斯正式签署。签字人为时任北京中医药大学副校长的乔旺中教授和塞梅尔

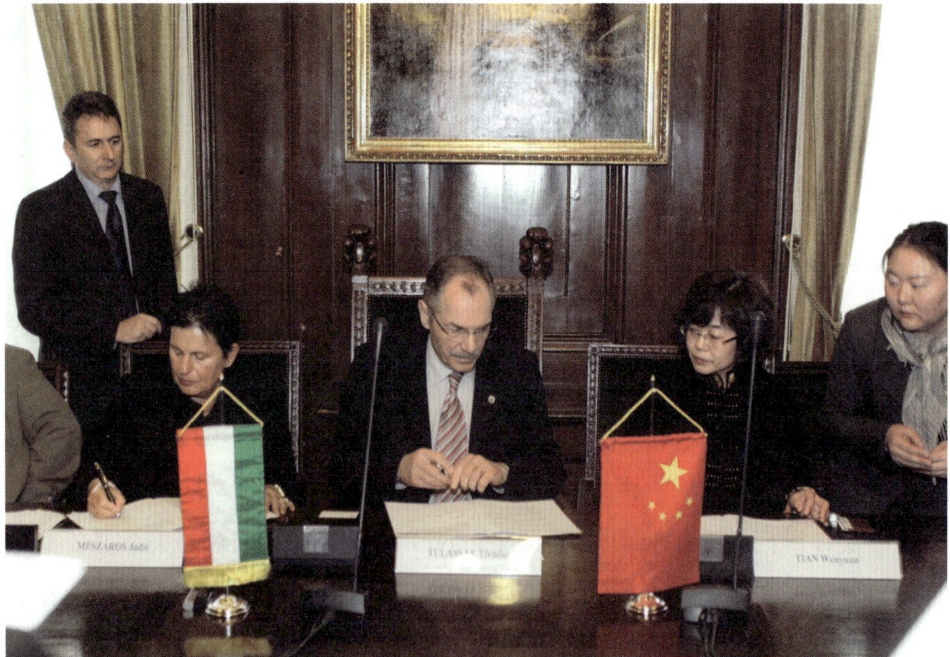

黑龙江中医药大学党委书记田文媛（右二）、时任塞梅尔维斯大学校长图洛绍伊·蒂沃道尔（右三）、时任塞梅尔维斯大学健康学院院长梅萨罗什·尤迪特（右四）、塞梅尔维斯大学健康学院外事处处长波普·毛尔采（左一）在塞梅尔维斯大学健康学院与黑龙江中医药大学合作协议签字仪式上

维斯大学校长绍托尼·彼得教授。

这一切的后续结果是，黑龙江中医药大学与塞梅尔维斯大学健康学院于2010年达成合作协议。合作协议由黑龙江中医药大学党委书记田文媛、原塞梅尔维斯大学校长图洛绍伊·蒂沃道尔（Tulassay Tivadar）教授及健康学院院长梅萨罗什·尤迪特（Mészáros Judit）博士签署。

2012年，健康学院准备了一份完整的材料，题为"建立和启动中国传统医学专业的继续教育"。

匈中关系

在匈牙利和中华人民共和国的关系中，经济、文化和卫生问题占据战略地位。在实践中，两国关系在任何时候的主要目标都是消除对中国的成见，同时获得公众的关注和政治信任。合作是值得一提的，因为它是一系列正在实现的事实。1949年10月3日，匈牙利承认新成立的中华人民共和国。匈牙利是最早承认中华人民共和国的国家之一，在发展过程中出现曲折的历史中，双边关系取得多方面的进展。20世纪80年代以来，双边关系的发展越来越富有成效。

1984年11月23日，匈牙利人民共和国政府代表舒尔代伊斯·埃米尔（Schultheisz Emil）和中华人民共和国政府代表崔月犁在北京签署两国政府卫生和医学科学合作协定，以进一步加强双方在卫生与健康领域的合作。该协定涉及医学的各个领域，如研究、教育和卫生保健。

作为两国卫生领域关系发展的前因，1988年3月14日，黑龙江省中医研究院张缙教授和匈牙利生物物理学会针灸分会会长艾瑞·阿杨多克教授决定在匈牙利成立一家从事中医治疗的机构。

1994～1995年，随着当时匈牙利共和国总统根茨·阿尔帕德（Göncz Árpád）访华，中国的领导人访问匈牙利，两国关系呈现积极的发展势头。

1997 年 1 月 15 日，《中共中央、国务院关于卫生改革与发展的决定》发布。该决定阐明了中医和西医的关系，强调中西医并重，促进中医药理论和实践的发展，实现中医药现代化。

2004 年 7 月 18 日至 24 日，当时的匈牙利总理迈杰希·彼得（Medgyessy Péter）和卫生部长戈盖尼·米哈伊（Kökény Mihály）访问中国，两国合作进入一个新的阶段。中国的领导人对匈牙利访问期间，两国元首签署联合声明，一致同意将双边关系提升为友好合作伙伴关系。关于两国合作的进一步成果，我们稍后将再次谈到这个话题。

在匈牙利共和国卫生、社会事务和家庭事务部和中华人民共和国卫生部（今国家卫生健康委员会）2004 ～ 2008 年卫生和医学科学合作执行计划中，中医已经成为合作主题。

学院"特设"委员会工作流程

学院"特设"委员会最初的任务是对所提问题的答案进行实质性审查，这对于提供有意义的答案是必不可少的。

◎ 中国传统医学的情况

西医和中医是具有悠久历史的两种治疗方法。中医的整体观念和应用方法是把重心放在预防治疗所谓的"亚健康状况"上，这也许能丰富医学实践的其他观念。在医疗的特定领域中，西医和中医这两种医疗保健方法通过彼此接近可能会有一个美好的未来。

中国整体医学和现代西方医学的理论体系之间存在着无可争辩的根本性差异，但不排除在某些医疗领域，这两种治疗方法可以相互补充，甚至可能会增加治愈的可能性。事实上，它们可以互相吸收彼此的优点。为促进西医与中医的结合发展，中华人民共和国在相关领域采取了重要的决策，令两种高等教育体系不断融合，吸收彼此的有效成分，从而使自身变得更加丰富。

在中医的历史中隐藏着数千年的治疗经验，从中医的发展历史中可以推断出，2000多年前中医书面文献总结出的详细经验使最初古代早期的萨满教退居幕后。中医学从整体上可被视为独立学科，在许多欧洲国家，它被归类为非常规或补充医学。中医学在中国是一门独立的学科，以大学或机构的形式运作，具有独立的培训课程，颁发文凭。

中医学在中国的本科培训是5年，在欧洲则有所不同，这取决于本科学位的质量，一般为3～5年。在培训系统中，除掌握中医学的知识外，还以简明形式教授某些西医学课程。此类培训的目的是确保中医专业人员不仅要了解其专业领域的中医知识，在中医学知识的应用上达到一定水平，而且还要有能力运用西医学的知识来判断患者的病情，以便在必要时进行会诊或者确定何时将患者转到西医治疗体系进行检查或治疗。参加中医培训的学生要学西医，学习西医的学生也要接受中医的基础培训。现实的问题是，一个在中国读完5年大学中医本科的人在欧洲具有什么程度的行医合法性。

在英国、丹麦、荷兰、冰岛、挪威、德国和瑞典，中医毕业生在相关的领域有独立的行医权。在这些国家中，中医行医可以在一定的监管条件下实现。

可以确定的是，在匈牙利的保健体系中，缺乏中医实践的法律背景。匈牙利国会于1997年通过一卫生法案（第154号法律），其中第104条第1至第4款提到在"非常规程序"的主体下为未来提供一般性指导。但事实是，在匈牙利中医文凭不可能与欧洲医科大学的文凭相提并论。

作为医疗保健的一部分，法律当然应该对非常规治疗和自然疗法的活动进行监管，目的在于确保医疗有对个人的健康状况施加积极的影响，并针对危及或损害健康的因素为人们提供保护。"特设"委员会认同首都副首席医务官乔鲍·卡罗伊（Csaba Károly）博士在文凭对等问题上的立场，以及他关于确保中医在匈牙利执业的法律背景的建议。稍后，我们将详细谈论这个问题。

当时，该委员会无法获得有关中医在匈牙利执业的可用信息，也不了解现行的法律规定。然而，展望未来，委员会表明了自己的意见，即如果我们大学的管理层对中医可能的实践或教育问题表现出兴趣，则应把此事交给卫生学院或其计划中的法定继任者健康学院。该咨询委员会建议，关于此事，寻求卫生学院或健康学院院长和教务委员会的支持是合情合理的。在教务委员会支持的同时，应该起草组织和运作的规章制度。

关于未来，制定法规是不可避免的，因为不受管制的做法可能意味着令人担忧的潜在危险。

◎ 首都医务官办公室

委员会围绕中医文凭资格等专业问题拜访了首都副首席医务官乔鲍·卡罗伊。他的立场是，经高等教育培训而获得的中医文凭不等同于在医科大学获得的普通医学文凭。他认为，在匈牙利，五年制高等中医文凭的拥有者不能独自从事与自己的文凭相关的工作缺乏专业上的理由，他坚决支持首先对中医执业提供法律背景。他认为，解决该问题的起点可以是匈牙利国会1997年通过卫生法案（第154号法律）第104条第2款的内容："非常规疗法作为替代疗法只能在监督下采用。"

◎ 国内的针灸实践

针灸是中医不可或缺的一部分，因此该委员会也探讨了针灸在匈牙利的实践及其经验。这一疗法在匈牙利国内的医疗实践中早已流传开来，自1987年起即属于合法的医疗活动。根据卫生部国务秘书胡达什·伊姆雷（Hutás Imre）的命令，针灸治疗由风湿与理疗专业学院通过针灸专业间委员会进行监督。1998年，中医针灸先后在继续医学教育培训学院（OTKI）和豪伊瑙尔·伊姆雷健康科学大学（HIETE）内，在格莫尔·贝拉教（Gömör Béla）教授领导的风湿病与物理疗法系内形成了教学体系。1989年，匈牙利针灸医学学会（MAOT）成立。该学会代表针灸医生的利益，通过举办科学活动进行持续培训。这里必须提一下艾瑞·阿杨多克（Eőry Ajándok）博士，他是

1991 年注册的匈牙利针灸师协会（MAMOE）的会长，同时也是 2002 年成立的匈牙利中医药学会（HKOME）的副会长。他为现代针灸疗法的传播发挥了重要作用，他编写中医针灸教材，并提出把中医以合法的形式纳入匈牙利卫生和教育保健系统。

在 1991 年，匈牙利医学会和匈牙利针灸医师学会正式认定针灸是一种医疗活动，因此不是自然疗法的一部分。匈牙利国家公共卫生和医务官服务局（ÁNTSZ）下辖的国家首席医务官办公室认为，针灸医生只能是从医生继续培训大学获得针灸课程结业证的专业医生。匈牙利卫生科学理事会（ETT）1992 年发表的意见认为，针灸治疗只能由具有大学学历的医生进行。1995 年，根据修订后的卫生专业顾问委员会的法令，风湿与理疗专业学院继续保留了针灸专业间委员会。匈牙利医学文凭的拥有者参加针灸研究生培训始于 1989 年，继续医学教育培训学院和豪伊瑙尔·伊姆雷健康科学大学先后举办培训班，而从 2000 年起，塞格德大学医学院和佩奇大学健康学院也有了此种培训。海吉·高布里埃拉（Hegyi Gabriella）博士在佩奇大学替代医学系组织了中医基础教学，同时她在布达佩斯创办了临床实习场地——山本研究所。不可否认，她对非常规医学如中医的合法化做出了贡献。然而，这属于另外一所大学——佩奇大学的一部分历史。

◎ 卫生科学理事会的运作

卫生科学理事会（ETT）是卫生部长的直接咨询理事会，为部长的工作提供协助及专家意见，并为决策作准备。卫生科学理事会的任务是就涉及卫生的专业和道德问题发表意见。

1989 年，维奇·艾·西尔维斯特（Vizi E. Szilveszter）创立卫生科学理事会科研伦理委员会（ETT TUKEB）。在他的领导下，该委员会 1991 年在欧洲首次就"关于自然疗法及其程序以及尚未被证明具有疗效、非药物的物质的医用"出具意见书。该意见书认为，社会上有对自然疗法的需求。传统医学是各民族遗产中的重要组成部分，非常规医学在许多欧洲国家的医疗保健系统中都可以找见，况且以科学和经验为基础的欧洲医学也是源于自然医学。无论是过去还是现在，效果良好的方法可以在医疗保健实践中占据重要位置。除了有科学依据的疗法，世界卫生组织也支持采取适当监管的非常规疗法。没有医科大学文凭的人不能从事医疗工作，是因为当前的法律将其定性为骗术，而自然疗法的界限需要依据伦理和法律进一步被规范。总体而言，卫生科学理事会科研伦理委员会的意见是具有重要意义的，该意见书是指明了方向的、有前瞻性的文献。

◎ 医学专家专业顾问委员会的意见

1995 年，应自然疗法专业委员会的要求，福利部认为，全面解决自然疗法存在是否合法的问题至关重要。福利部之所以要求医学专家专业顾问委员会表明立场，可能是因为与自然疗法相关的诉讼案件数量在增加。关于自然疗法及其所需的专业和医疗条件问题，福利部向医学专家专业委员会主席布里什·拉斯洛（Buris László）教授寻求意见和建议。

医学专家专业委员会就此发表以下意见："除传统的欧洲医学之外，自然医学也被普遍接受。由于欧洲医学和自然医学并非互相排斥，因此赋予了自然医学存在的权利。但是，我们认为有必要制定在以后的《卫生法》中得到体现的法规，指明自然疗法、替代疗法或辅助疗法的地位，提出可以采取的干预措施。我们需要进行初步研究，以确定谁在何种情况下可以开展自然疗法和中医疗法。但是，关于后一种疗法我们没有实质性的经验。尽管如此，有必要从法律上澄清哪些专业的、道德层面的和法律的规定适用于自然疗法和辅助疗法的从业者。否则，我们必会须要在各个层面上解决许多道德和法律纠纷。"

◎ 匈牙利科学院的意见

1999 年，匈牙利科学院（MTA）根据福利部长 1997 年第 11 号法令审查了补充医学的总体情况。匈牙利科学院医学部 2004 年出台的意见对非常规疗法进行了分类并划分了如下两个等级：

1.已经有足够的信息来评估科学有效性，或者有望得到进一步的科学证实（中医、人工疗法、神经疗法）。

2.现有的科学背景并不令人满意，因此需要进行进一步的研究，以便从基础研究和应用科学层面揭示确切的背景。

2011年，匈牙利科学院再次对非常规医学问题进行了研究，并特别关注了它们的实际应用，将循证医学的观点确定为实践中的规范性标准。

◎ 匈牙利医学会的意见

1991年，匈牙利医学会（MOK）公布的题为"匈牙利医学会自然疗法"的文件指出："医疗、牙医和与药物有关的工作只能由拥有国内外医科大学文凭或持有适当的本地化文凭的人员从事。"匈牙利医学会道德规范已经对自然疗法进行了命名（第172～176条），并就其实践制定了道德标准，但任何一份文件都没有浅显或实质性地涉及中医问题。

◎ 承认文凭的法律背景和规定

从现行法规的角度来看，外国的证书或文凭在未获国内官方承认的情况下，不能证明其持有人具有国内认可的专业技能或专业资格，这意味着其在匈牙利不能获得执业许可证。而各种证书和文凭一旦获得正式承认，从国际法的角度讲，它们便变成了公共文件。在入籍过程中，匈牙利办事机关在法律范围内可宣布外国证书和文凭等同于匈牙利的证书和文凭。目前，关于承认文凭的规定见2001年通过的关于承认在国外获得的证书和文凭的第100号法律。政府根据本法颁布的2008年第33号法令指定了办理国外学历认证事务的政府机构。卫生许可和行政管理局在学历认证方面必须执行卫生部2008年第30号法令。1997年第154号法律《卫生法》第104条第1～4款指出，非常规疗法和自然疗法旨在对健康产生积极影响，预防疾病，防范危及健康的或有害的因素，为人们提供保护。第129条第1款明确规定，治疗医师有权在法律框架内自由选择符合科学原理的检查和治疗方法。

自上述法律和规定出台以来，法律环境发生了变化，因为出现了新的疗法，比如中医疗法。根据法律，包括中医疗法在内的非常规疗法均基于不同的健康观念和疾病观念，有时采用的是与有自然科学基础的方法不同的经验方法。它们是对常规治疗方法的补充，或者说是在某些情况下，仅在医生监督下的替代疗法。采用非常规疗法的专家不得对医生给出的诊断、疗法进行修改。但是，如果患者希望把自然疗法纳入自己的治疗之中，治疗医师则不应对此加以阻碍，政府 2003 年第 96 号法令和卫生部 2007 年第 30 号法令对此作了规定。在卫生保健系统中，非常规疗法的一般性条件和许可程序由 2003 年第 96 号法令规定，其执行情况由国家公共卫生和医务官服务局进行监控。非常规疗法的名单包含在卫生部 2004 年第 2 号法令之中。政府 1997 年第 11 号法令对自然疗法的活动进行了规范，根据法令第 1 条，该法令的范围涵盖自然疗法和非常规疗法的应用。根据法令第 4 条第 6 款："在法令生效之前，凡是拥有由豪伊瑙尔·伊姆雷健康科学大学的前身颁发的，证明完成针灸基础课程且考试合格证书的人，可以继续从事针灸工作而无须重新通过考试。法令生效后，在完成中医专业领域的培训并通过考试之后，根据最终证书，可以从事针灸工作。"

◎ 中医师开始在匈牙利行医

1998 年，INFORT 信息协会与黑龙江省中医研究院成立中匈合资公司，黑龙江省中医研究院向匈牙利派遣中医师，目的是让中国针灸医生在布达佩斯进行针灸治疗。然而，根据 1997 年第 154 号法律即《卫生法》，他们无法获得独立的行医许可证，法律没有给予中医文凭的拥有者独立行医的可能性。第 104 条第 2 款规定，作为替代疗法的非常规疗法，只能在拥有欧洲医学文凭的医生的监督下才能进行。后来，匈牙利中医药学会向卫生部高层领导提交请愿书。卫生部在部长切哈克·尤迪特（Csehák Judit）博士的领导下，向 13 名拥有中医文凭的中国医生颁发了可在监督之下行医的执医证。在实施过程中，副国务秘书凯莱斯蒂·艾娃（Kereszty Éva）博士提供了富有成效的支持，困扰中国医生多年的工作许可证问题朝彻底得到解决的方向迈出了一步。

　　匈牙利官方机构一直在寻找既符合伦理和法律原则，又能使中医在匈牙利合法化的解决方案。"特设"委员会在提交的材料中指出，中医师在匈牙利行医没有实质性的伦理和明确的法律规定，因此对法律规定进行补充的确是当务之急。因此，"特设"委员会（详见下文 P19）建议从事中医治疗工作的中国医生们，成立一个在匈牙利注册的，受组织和运作规程制约的正式协会。协会成立后，应与匈牙利医学会联合会（MOTESZ）的领导层取得联系，厘清在何种条件下可以被正式接纳为其会员组织。听从委员会建议，匈牙利中医药学会（HKOME）于 2002 年成立，该学会是群众性组织，其主要目的是传播中医文化，与欧洲医学界进行广泛交流并推动合作。该中医药学会满足匈牙利医学会联合会的入会条件，并在匈牙利医学会联合会主席团听证会上以书面形式和口头形式提出入会申请。2005 年，匈牙利中医药学会被匈牙利

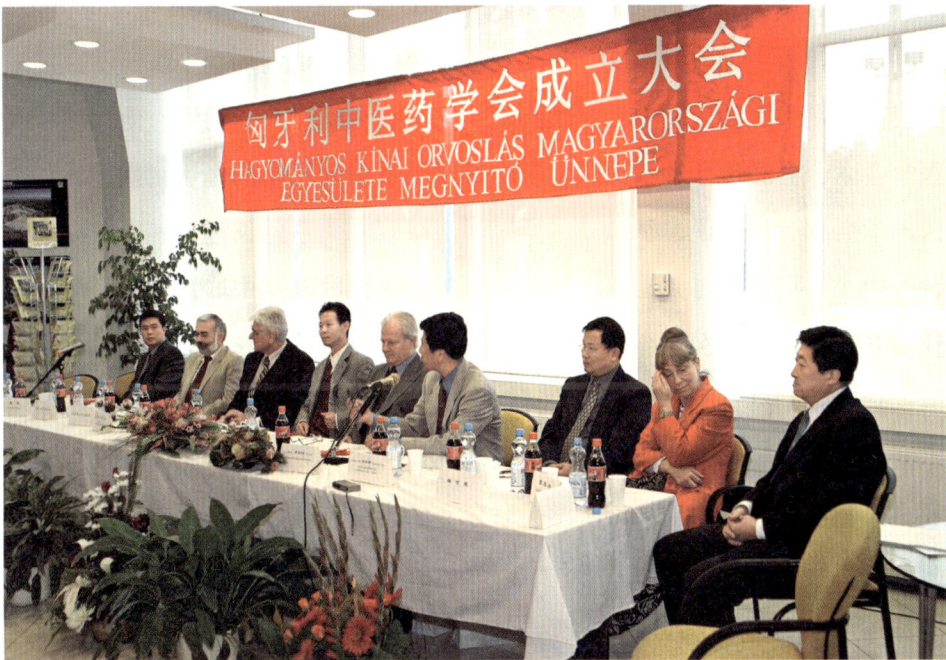

2002 年 9 月 24 日，匈牙利中医药学会成立大会在布达佩斯举行

医学会联合会接纳为会员。

◎ 匈牙利医学会联合会的作用

匈牙利中医药学会提出入会申请后，"特设"委员会将材料交到匈牙利医学会联合会主席的手中，并被列入主席团会议议程。1998～2000 年任职的主席伊哈斯·米哈伊（Ihász Mihály）教授把这份材料的内容作为唯一的独立议题提交给了主席团。主席团确认匈牙利中医药学会满足了入会条件后，决定把中医药学会的入会申请提交下一届大会讨论。我们要记住，匈牙利医学会联合会此后的各届主席和主席团都始终支持把中医议题放在议程上。这些主席是：2001～2002 年任职的奈迈什·阿提拉（Nemes Attila）博士，2003～2004 年任职的罗米奇·拉斯洛博士，2005～2006 年任职的绍托尼·彼得博士，2007～2008 年任职的维切伊·拉斯洛（Vécsei László）博士，2009～2010 年任职的基什·伊什特万（Kiss István）博士，2011～2012 年任职的埃尔托·蒂博尔（Ertl Tibor）博士。

匈牙利医学会联合会总干事、主席团成员萨尔马·贝拉（Szalma Béla）始终支持扩大中匈关系，支持匈牙利医学会联合会把匈牙利中医药学会接纳为会员。在中医的问题上，他始终支持立法、科学交流和沟通。他在匈牙利医学会联合会和匈牙利中医药学会的日常关系中起联络的作用。就匈牙利中医药学会的运作来说，萨尔马·贝拉博士在双方关系的长远发展中发挥了关键作用。他积极参与并帮助中匈双方在各个级别的谈判中取得成功。他一贯代表并支持匈牙利医学会联合会主席团旨在解决这些问题的立场。对于出现的实际问题，贝拉博士始终在法律框架内提供有效的帮助。匈牙利医学会联合会确实认识到了中医的重要性以及使其合法的必要性，由此他提议将匈牙利中医药学会接纳为匈牙利医学会联合会的会员。在他的指导下，匈牙利中医药学会作为匈牙利医学会联合会的成员开始了正常运作。于福年教授成立了黑龙江中医药大学匈牙利分校，时任黑龙江中医药大学校长的匡海学教授任命于福年教授为该大学在匈牙利的全权代表。黑龙江中医药大学位于中国北方的哈尔滨市,是中国国内最大的中医药高等教育机构之一,在中国的中医药大学中也有一定的影响力。匡海学校长一直为匈牙利以及后来的健康学院打下中医培训基础提供有效的帮助,于福年教授和健康学院的领导则积极参与解决工作中所出现的困难。与黑龙江中医药大学建立的密切联系,使得健康学院能够充分解决匈牙利大学在中医培训方面遇到的理论和实践问题。在黑龙江中医药大学校长的密切配合和支持下,塞梅尔维斯大学健康学院奠定了中医培训的基础。

2007年9月19日,由中华人民共和国卫生部(今国家卫生健康委员会)副部长蒋作君博士率领中国代表团访问塞梅尔维斯大学。大学教授索拉尔·拉约什博士和梅萨罗什·尤迪特博士分别代表基础医学院和健康学院,对代表团详细地介绍了各自学院的教学工作。会谈内容包括中医在匈牙利当前和未来可预期的情况、进一步培训的可能性以及中医师行医的法律问题。中国驻匈牙利大使朱祖寿、匈牙利中医药学会会长于福年教授参加了此次会谈。匈牙利医学会联合会总干事萨尔马·贝拉就匈牙利医学会联合会和匈牙利中医药学会之间的合作做了介绍。中国代表团团长及成员赞扬了两所学院的专业工作、中医教学工作以及匈牙利医学会联合会和匈牙利中医药学会之间卓有成效的合作,高度评价了各方为中医创造法律背景所做的持续性的工作。匈牙利中医药学会会长于福年博士就该学会的运作做了详细介绍。

【总结】

除上述内容外,由校长任命的"特设"委员会强调,有几个问题是突出的。假如塞梅尔维斯大学的健康学院承担中医教学工作,则必须首先澄清中医将以何种形式融入当前的匈牙利高等教育体系和欧洲补充与替代医学联盟的监管实践之中。不可避免的问题是,需要讨论中医的执业活动应由部级还是政府级的法令进行规定。假如健康学院理事会和塞梅尔维斯大学董事会先后批准提议草案,那么在准备好合作协议之后,在双方的同意下,在不久的将来,在具有法律背景的情况下,中医培训即可在塞梅尔维斯大学健康学院真正启动。在事先进行大量的准备工作之后,这项倡议肯定可以提升大学的教育质量。显然,对于塞梅尔维斯大学而言,在准备充分的国际合作的框架下,向中国的开放能带来利益。

中医在实际法律方面的突破

自 2010 年以来,匈牙利总理欧尔班·维克托通过访华和在布达佩斯的会见,与中华人民共和国的领导人建立了广泛的关系。2014 年 2 月 12 日至 13 日,欧尔班在与中国领导人举行的会谈中,将中医师在匈牙利行医的法规和文凭的承认问题提上议程。欧尔班总理委托人力资源部部长鲍罗格·佐尔坦(Balog Zoltán)来完成解决这一问题的任务,后者请人力资源部副国务秘书帕沃·豪瑙(Páva Hanna)就这一议题制定法律的准备工作。为了完成此任务,人力资源部成立了一个"特设"委员会,起草涉及中医的法律草案,副国务秘书帕沃·豪瑙博士担任该委员会主席。该"特设"委员会的成员有:卫生科学理事会主席曼德尔·约瑟夫(Mandl József)博士,卫生科学理事会成员绍托尼·彼得博士(也代表塞梅尔维斯大学),以及中华人民共和国大使馆和人力资源部各派出的两名专业代表。该"特设"委员会审查的内容包括欧洲的法律材料、匈牙利监管实践中存在的问题,以及欧洲理事会《补充医学和替代医学的监管状况》(2010 年)条约。药品和卫生质量与组织发展研究所(GYEMSZI)所长特勒克·克里斯蒂瑙(Török Krisztina)以及人力资源部有关司的参与合作为该委员会带来了极大的帮助。2015 年 7 月,"关于持有中医文凭的人员从事医疗活动的规定以及与此相关的部长法令的修订提案"诞生,随后被提出的是人力资源部 2015 年第 42 号法令"关于持有中医文凭的人员可从事医疗活动的规定"(后被人力资源部 2018 年第 8 号法令废除)。政府2017 年第 506 号法令"关于持有中医文凭的人员可从事医疗活动的规定"于2018 年 1 月 1 日生效,匈牙利由此成为最早制定中医法规的欧洲国家之一。

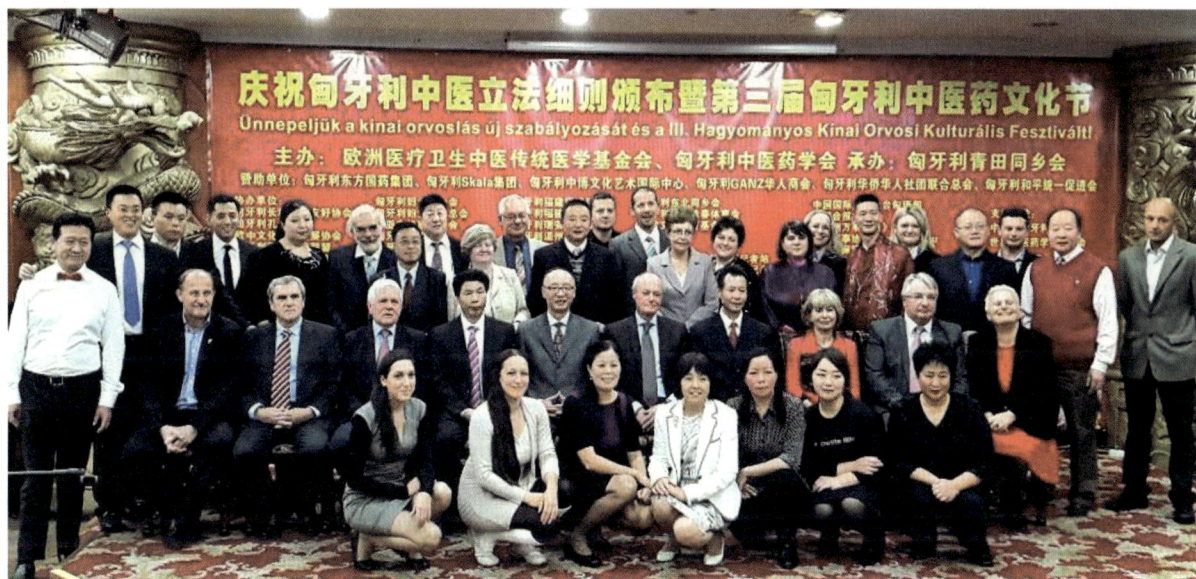

2015 年 10 月 26 日，庆祝匈牙利中医立法细则颁布暨第三届匈牙利中医药文化节的嘉宾合影

2016 年 8 月 29 日，匈牙利中医药学会与匈牙利医学会联合会举行联席会议。联席会议的主席张庆滨博士对匈牙利关于中医的法规于 2015 年生效表示感谢。他说，匈牙利是欧洲第一个为中医立法的国家，在他看来这是一个意义非常重大且具有前瞻性的事件。在这次会议上，匈牙利医学会联合会与各针灸协会签署了合作协议。

2017 年 7 月 19 日至 20 日，中国和 16 个中东欧国家参加的"健康经济会议和展览"在匈牙利举行。这一活动得到匈牙利国家经济部部长沃尔高·米哈伊（Varga Mihály）的支持。"合作宣言"签字仪式在会议期间隆重举行。当时带领中国代表团参加会议的是时任中国国家卫生和计划生育委员会副主任的崔丽。"健康保护和治疗与健康经济的关系"分论坛的主题涉及中医在匈牙利的实践和培训问题。该分论坛由吉瑞制药公司（Richter Gedeon Plc.）首席执行官博格什·埃里克（Bogsch Erik）担任主席。大会的参会者们对匈牙利的中医立法赞赏有加。

中匈在中医合作方面的未来任务是 1997 年第 154 号法律《卫生法》第

119～124条，规定要为中医的实践确保其卫生服务质量的物质和专业条件，必须通过确保卫生服务的外部和内部质量体系，依法进行这些卫生服务。法律地位的澄清是近期的一项重要任务。

（绍托尼·彼得）

第二章

匈牙利医学会联合会与中国的关系

　　十年是一个重要的时间节点。在十年里，人们的生活会发生许多变化。在中国和匈牙利之间的医疗和卫生合作领域，特别是在中国传统医学方面也是如此。在下文中，我们将介绍这样的一个十年成果（即 2003 ～ 2012 年），从匈牙利医学会联合会第一次与中国建立联系开始，到匈牙利国内第一所启动中医学培训的大学为止。

◎ 2003 年

　　2003 年 4 月 3 日，匈牙利医学会联合会主席罗姆奇·拉斯洛（Romics László）教授和下一届主席绍托尼·彼得（Sótonyi Péter）教授致函中华医学会会长张文康教授，他们在信中敦促中匈应建立直接联系、相互交流信息并拟定合作计划。信中谈到了两国发展双边关系方面的共同意愿，提到了塞梅尔维斯大学校长绍托尼·彼得教授与黑龙江中医药大学校长的会谈，以及他对具有悠久历史的中国医学在匈牙利所取得成果的尊重。

　　2003 年 8 月 27 日至 30 日，时任匈牙利共和国总理的迈杰希·彼得（Medgyessy Péter）应邀对中国进行正式访问。2003 年 8 月 28 日，两国总理签署两国政府联合声明，宣布两国将在科学技术研究、文化、教育和卫生领域加强合作。两国总理还出席了两国关于扩大教育领域合作等 6 个合作文件的签字仪式。

◎ 2004 年

　　2004 年 7 月 18 日至 24 日，匈牙利卫生部长戈盖尼·米哈伊（Kökény Mihály）率领代表团访问中国，这次访问的目的是讨论一年前两国总理会晤中提出的问题。代表团成员之一是匈牙利医学会联合会主席绍托尼·彼得教授。7 月 19 日，绍托尼教授与中华医学会副会长兼秘书长宗淑杰教授签署了合作协议。根据这份协议，双方将在专业、科学和组织问题上以及在培训、专业培训和继续教育领域建立合作关系作为目标。该协议内容涉及相互发表科学论文的可能性，相互交流与卫生、卫生政策计划和科学活动相关信息，以及支持双方的会员组织、两国医学教育大学之间的合作。

在这次访问中，两国卫生部签署了 2004 年至 2008 年卫生合作执行计划。该计划规定，双方将加强信息交流和专家互访，进行共同的科学研究，并在双边和国际论坛上定期举行高层会谈，就不同问题进行磋商。该计划还指出，在中国，中医学与现代医学并存，中方可传授中医学临床应用经验。因此，要让中医学在满足适当的先决条件下在匈牙利传播，中方的合作至关重要。

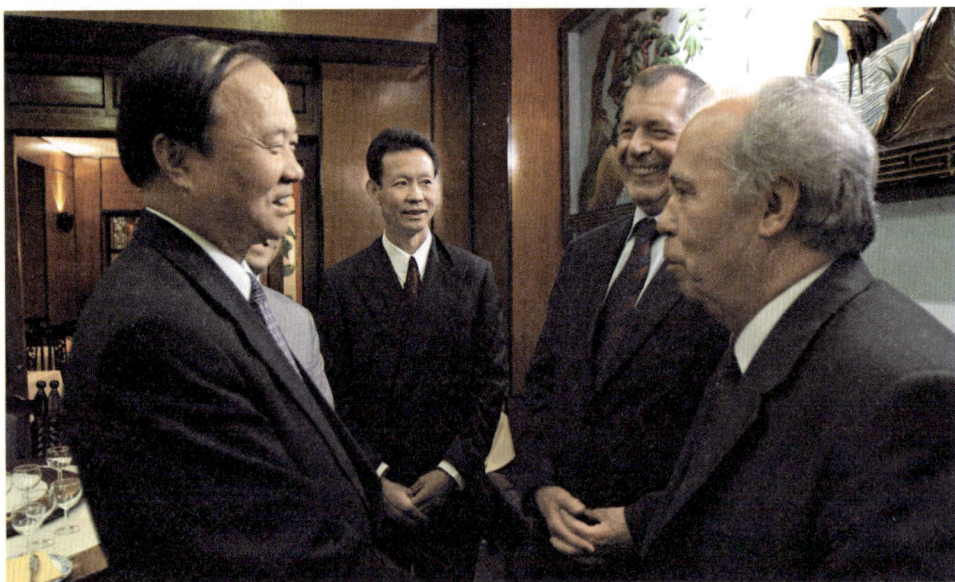

2004 年 10 月，中国驻匈牙利大使朱祖寿与匈牙利科学院院士、塞梅尔维斯大学教授毛焦尔·卡尔曼（右一）和匈牙利医学会联合会总干事萨尔马·贝拉博士（右二）交谈，以推动中医药在匈牙利的发展

2004 年 11 月 12 日至 18 日，时任中华人民共和国卫生部（今国家卫生健康委员会）副部长的朱庆生博士率领代表团访问布达佩斯，代表团成员中有时任国家中医药管理局副局长于文明博士。中华人民共和国国家中医药管理局是政府管理中医药行业的国家机构，隶属于中华人民共和国国家卫生健

康委员会。

2004 年 11 月 16 日，匈牙利医学会联合会主席绍托尼·彼得教授、塞梅尔维斯大学副校长科拜尔·拉斯洛（Kopper László）教授以及匈牙利卫生部的官员出席了在卫生部举行的全体会议。在会谈中，匈方提出建立一个全国性的中医药教育中心，以解决方法论、后勤、理论和实践问题。

为做好中东欧地区的协调工作，建立该教育中心的一个重要目的就是为了促进补充医学的相关立法，并为医科大学的中医培训提供实习场所。同时，建立一个医疗中心，也可让有资质的中医工作人员在那里从事与其能力相适应的医疗活动。

◎ 2005 年

2005 年 4 月 11 日至 14 日，匈牙利医学会联合会代表团出席了中华医学会第二十三次全国会员代表大会暨成立九十周年庆典。代表团由匈牙利医学会联合会副主席毛焦尔·卡尔曼（Magyar Kálmán）教授率领。访问期间，代表团会见了时任中华人民共和国卫生部（今国家卫生健康委员会）副部长的黄洁夫教授，并与中华医学会负责人就双方合作的进展进行了讨论。

2005 年，匈牙利中医药学会成为匈牙利医学会联合会的会员。这个汇聚了中国中医专业人士和在中国接受过培训的匈牙利中医专业人士的学会，之所以被接纳为匈牙利医学会联合会——匈牙利医学界最大的基于自愿会员制组织的会员，是因为它想促进中医融入匈牙利的卫生法规体系之中，并促进匈中科学合作的发展。

中华人民共和国驻匈牙利共和国特命全权大使朱祖寿在匈牙利中医学会成为匈牙利医学会联合会会员的准备工作中发挥了重要作用。2005 年 8 月 15 日，他邀请匈牙利医学会联合会负责人、国家公共卫生和医务官服务局匈中部地区研究所区域首席医务官乔鲍·卡洛伊（Csaba Károly）博士以及于福年会长率领的匈牙利中医学会的主要成员共进晚餐。在这次聚会上，大家有了充足的机会讨论匈牙利的中医法规问题。

2005 年 11 月 20 日至 26 日，应匈牙利医学会联合会的邀请，时任中华医学会副会长兼秘书长的吴明江博士率领代表团访问匈牙利。此次访问的目的是促进双方之间的具体合作，为此他们会见了匈牙利卫生部长拉茨·耶诺（Rácz Jenő）博士和匈牙利科学院院长维奇·艾·西尔维斯（Vizi E. Szilveszterrel）教授。

访问期间，匈牙利医学会联合会和中华医学会领导人商定了名为"2006年至 2008 年工作计划"的文件，旨在促进双方及其会员组织期刊之间的合作，彼此通报代表大会信息，并加强双方会员组织和两国医科大学间的合作。在中医药文化方面，双方商定由中华医学会通过提供相关专业意见的方式来帮助其匈牙利伙伴。

◎ 2006 年

2006 年 3 月 23 日，中国中药协会副会长兼秘书长李俊德教授致信匈牙利医学会联合会主席，在信中他表明中华医学会向他介绍了与匈牙利医学会联合会 2006 年至 2008 年工作计划中有关中医的部分后，表达了希望双方建立联系的意愿。这封信不仅承诺支持向匈牙利研究机构和医院派遣中医专家，而且提出会帮助匈方了解中国的中医法规并制定适合匈牙利的法规和考试制度。

2006 年 9 月 19 日 至 29 日，匈牙利医学会联合会主席绍托尼·彼得教授率领代表团访问中国，除了与中华医学会交流之外，也与其他的合作伙伴取得了联系。匈牙利代表团在哈尔滨市访问

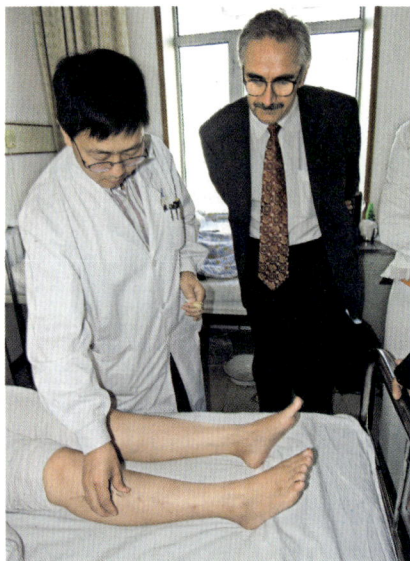

黑龙江中医药大学附属第一医院神经内科主任邹伟（左）和匈牙利医学会联合会副主席维切伊·拉斯洛博士（右）

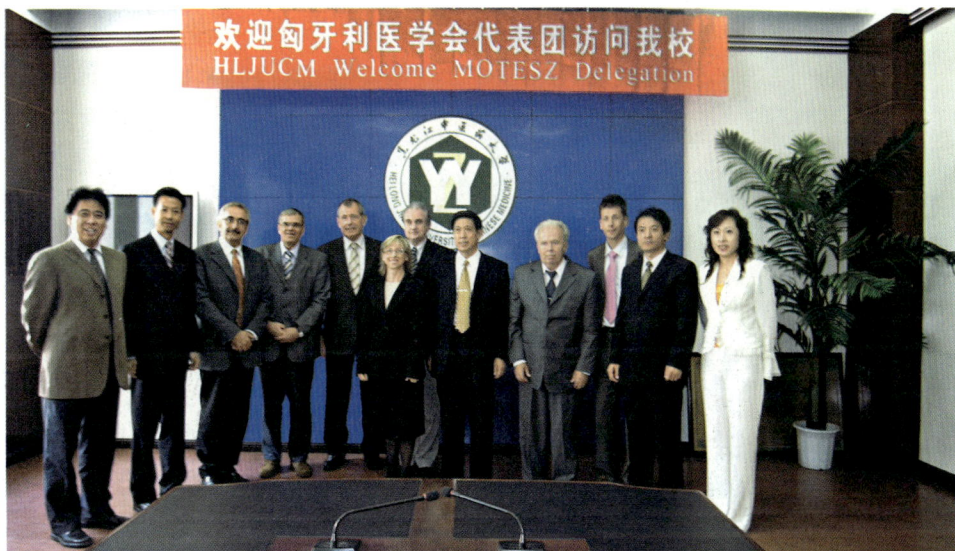

从左向右：黑龙江中医药大学副校长王喜军博士、匈牙利中医药学会会长于福年博士、匈牙利医学会联合会副主席维切伊·拉斯洛博士、匈牙利医学会联合会副主席爱尔迪·帝博尔教授、匈牙利医学会联合会总干事萨尔马·贝拉博士、匈牙利医学会联合会对外联络员加尔·海伦娜、匈牙利医学会联合会主席绍托尼·彼得博士、时任黑龙江中医药大学校长匡海学博士、匈牙利医学会联合会副主席毛焦尔·卡尔曼博士、大学生兼翻译欧劳维茨·马克、黑龙江中医药大学副校长程伟博士、国际教育学院院长梁华博士

了黑龙江中医药大学。该大学校友，曾任黑龙江中医药大学附属第一医院的医生、匈牙利中医药学会会长于福年教授为代表团的哈尔滨之行提供了帮助。

匈牙利代表团成员毛焦尔·卡尔曼教授参观完黑龙江中医药大学的医院和实验室后说："我们在这里所体验到的不只有传统医学的培养与教学。在实习的地方，也能看到五名学生共用一台高效液相色谱－质谱联用仪。"除参观大学的设施外，匈牙利医学会联合会和黑龙江中医药大学的联合座谈会提供了更深入进行科学交流的机会。毛焦尔·卡尔曼教授说："在科学讲座中，人们已经在谈论纯化制剂的效果。在这一领域的合作将是充满希望的。"匈牙利医学会联合会和黑龙江中医药大学签署了合作协议，涉及相互间教育和研究合作、科研资料的交换、教师和学生的交换以及在关键科学领域举办科学会议等。

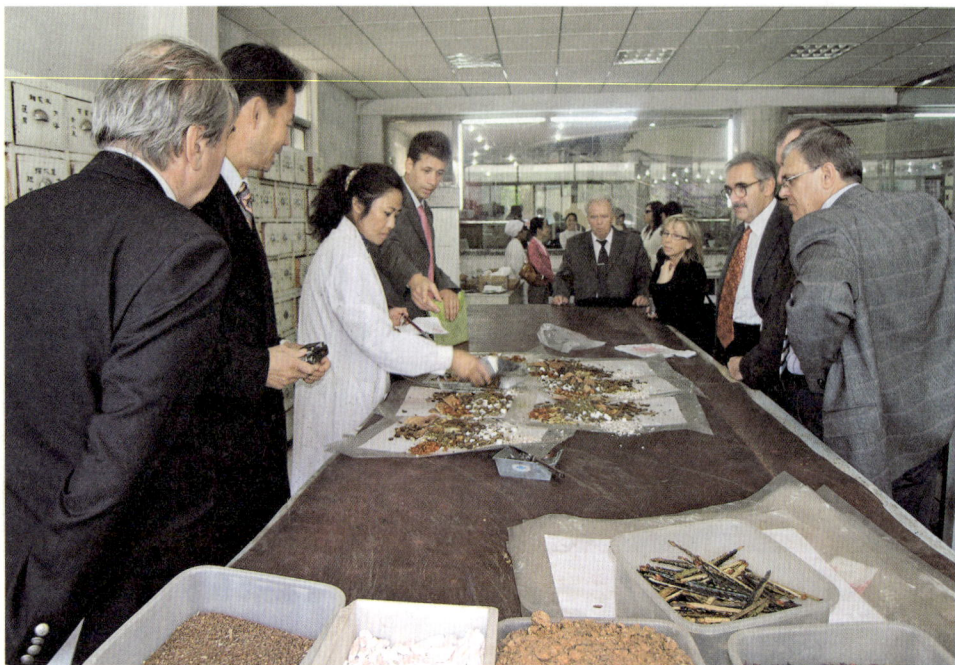

匈牙利医学会联合会代表团参观黑龙江中医药大学附属第一医院中药房

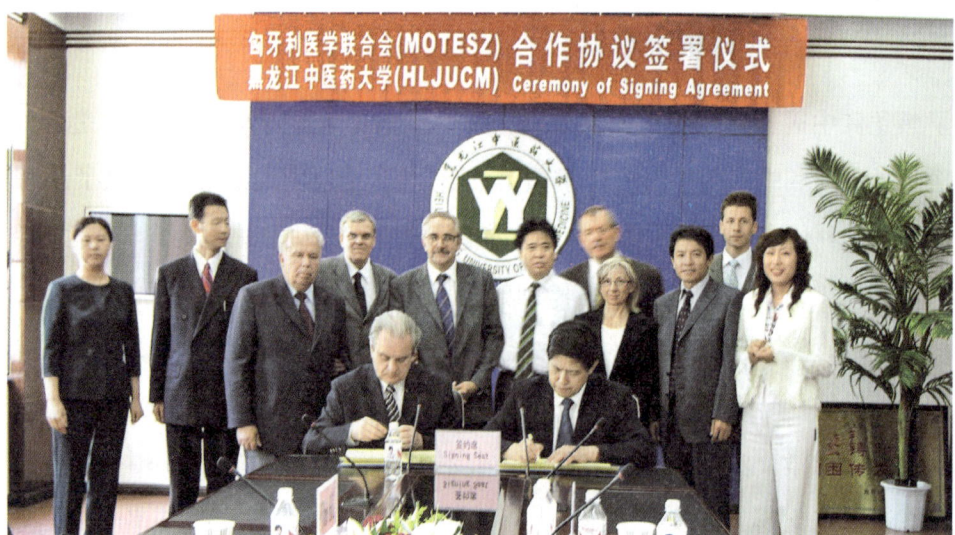

时任匈牙利医学会联合会主席绍托尼·彼得博士（左）和时任黑龙江中医药大学校长匡海学博士（右）签署匈牙利医学会联合会和黑龙江中医药大学合作协议

访问完哈尔滨市之后，匈牙利医学会代表团于 2006 年 9 月 23 日至 29 日在北京继续其行程。在此期间，绍托尼·彼得教授签署了匈牙利医学会联合会与中华医学会 2006 年至 2008 年工作计划的最终文件。代表团拜访了三个组织，分别与中国中药协会副会长曹正奎博士、中国中医科学院院长曹洪欣、世界中医药学会联合会副秘书长姜再增教授进行了会面。同一年，匈牙利医学会联合会的会员匈牙利中医药学会被接纳为世界中医药学会联合会的会员。在与上述三个中医组织的会谈中，匈牙利中医法规和培训体系是一个反复出现的话题。

◎ **2007 年**

2007 年 9 月 24 日至 30 日，应匈牙利医学会联合会的邀请，中华医学会的六人代表团访问匈牙利。访问期间，中国代表团和匈牙利医学会联合会高层讨论了医疗事故、匈牙利医学会的组织问题以及在两国医科大学间建立长期合作的可能性。

2007 年 10 月 12 日至 13 日，匈牙利医学会联合会组织了一次科学活动——第二届中匈双边中医药学术研讨会，重点是寻找中医学与现代医学的连接点。这一活动由匈牙利医学会联合会与中国中药协会共同举办。这次大会有四个合作单位：匈牙利医学会联合会的两个会员组织匈牙利中医药学会和匈牙利针灸医学学会，以及中国高等教育机构黑龙江中医药大学和华北煤炭医学院①。匈牙利医学会联合会主席维切伊·拉斯洛（Vécsei László）在致辞中强调："第二届中匈双边中医药学术研讨会的首要目的是让中医和西医互相接近对方，并在诊断、治疗和康复领域相互运用对方的成果。"

匈牙利医学会联合会的成员协会为这次大会的成功举行发挥了重要作用。作为 2006 年首届中匈双边中医药学术研讨会的延续，匈牙利中医药学会的会

---

① 华北煤炭医学院的前身为 1963 年成立的唐山煤矿医学院，1984 年更名为华北煤炭医学院，2010 年华北煤炭医学院与河北理工大学合并为河北联合大学，并且于 2015 年更名为华北理工大学。

员带来了 12 场讲座；匈牙利针灸医学学会举行了第二十二届大会，包括学会自己的 14 场讲座和 8 场嘉宾讲座；应匈牙利医学会联合会的邀请，黑龙江中医药大学代表团抵达布达佩斯，代表团成员在会上做了 12 场演讲。演讲者中有时任黑龙江中医药大学校长的匡海学教授，他就匈牙利医学会联合会给出的题目发表了演讲，题为"中国的中医教育（大学中医教育、专业培训和继续教育的实践在中国获得学位的可能性）"。来自中国和匈牙利的专家们围绕风湿病、神经病学、代谢性疾病和心脏病学等内容做了专题讲座。

◎ 2008 年

2008 年 4 月 1 日，应中华人民共和国驻匈牙利共和国特命全权大使张春祥的邀请，匈牙利医学会联合会领导层的部分成员赴大使馆出席晚宴。匈牙利医学会联合会主席团的代表是毛焦尔·卡尔曼教授、绍托尼·彼得教授和埃尔托·蒂博尔教授，匈牙利医学会联合会的会员匈牙利中医药学会的代表是于福年教授。谈话的其中一个主题就是中医药合作的发展，另一个主题是邀请大使先生参加名为"2008 年匈牙利残疾人康复日"的活动。

2008 年 5 月 17 日至 18 日，在匈牙利医学会联合会的协助下，匈牙利中医药学会在巴拉顿湖畔的希欧福克市举行了第三届中匈双边中医药学术研讨会。到会嘉宾除这次研讨会的保护人、匈牙利医学会联合会副主席毛焦尔·卡尔曼教授外，还有中华人民共和国驻匈牙利共和国特命全权大使张春祥和中国长春中医药大学党委副书记[①]周立教授。

2008 年 9 月 20 日至 26 日，应中华医学会的邀请，匈牙利医学会联合会代表团访问了北京和上海。代表团由主席维切伊·拉斯洛教授率领，成员包括两名副主席绍托尼·彼得教授和毛焦尔·卡尔曼教授。代表团与中华医学会和中华人民共和国国家卫生健康委员会进行了会谈，会谈中提到了在教育和科学领域如何进行与中医相关切实可行合作的问题。在科学合作方面提

---

① 在中国大学的领导排名中，首先是党委书记，其次是校长，校长同时也是党委副书记，然后是副校长。

到中药制剂的分析和药理研究问题，主要由中方提供资金；在教育方面，双方商定匈牙利医学会联合会将在两国的大学之间发挥协调作用。此外，双方就共同组织会议和继续教育培训以及期刊编辑委员会相互邀请等问题进行了磋商。

◎ 2009 年

2009 年 3 月，在匈牙利医学会联合会的会员匈牙利中医药学会的直接参与下，匈牙利医学会联合会多年来面向中国的工作目标之一，即令一所匈牙利大学和一所中国大学在中医教育领域进行长期合作的目的得以实现。在匈牙利中医药学会会长于福年教授的陪同下，塞梅尔维斯大学健康学院院长梅萨罗什·尤迪特（Mészáros Judit）率领三人代表团访问哈尔滨。访问期间，双方签署了黑龙江中医药大学在塞梅尔维斯大学设立分校的协议。

2009 年 8 月 31 日至 9 月 3 日，中国中医科学院代表团在院长曹洪欣教授率领下访问欧洲。匈牙利医学会联合会负责人和塞梅尔维斯大学健康学院负责人与代表团进行了会谈，会谈由匈牙利医学会联合会主席基什·伊什特万（Kiss István）教授主持。会谈的优先议题是由中国颁发的中医文凭在匈牙利获得承认的问题，以及在匈牙利进行中医教育的问题。中医科学院代表团还访问了匈牙利卫生部、德布勒森大学和佩奇大学。

匈牙利医学会联合会在两国有关当局之间发挥了中介作用，以便使中医教育恰当地嵌入匈牙利的医疗卫生培训体系中。时任中国中医科学院院长的曹洪欣教授表示，中医科学院等各部委和大学也发挥着中介作用，并且非常乐意在合作的协调过程中提供帮助。他指出，中医科学院的专家曾多次在其他国家制定法规方面担任顾问。

2009 年 9 月 21 日至 27 日，作为匈牙利医学会联合会的客人，中华医学会代表团在中国医师协会常务副会长兼秘书长杨民副的率领下访问匈牙利。这次访问的目的是研究匈牙利的医学教育和继续教育现状，并在这些领域寻找合作机会。除与匈牙利医学会联合会的领导人会谈外，代表团还与匈牙利国会卫生委员会主席戈盖尼·米哈伊博士和匈牙利卫生部国务秘书迈德焦萨伊·梅琳达（Medgyaszai Melinda）博士进行了会谈。代表团还访问了塞梅尔维斯大学，与负责教育和国际关系的副校长凯莱尔毛耶尔·米克洛什（Kellermayer Miklós）教授举行了会谈，并在《病理学与肿瘤学研究》编辑部与科佩尔·拉斯洛（Kopper László）教授举行了会谈。代表团了解了国际学院的工作，并参观了塞格德大学。关于中医药，杨民博士在会谈中说，中医药是正在进行的中国医疗改革的重要组成部分，改革的目标是对所有的三种医疗形式：中医、现代医学、中西医结合医学（从前两者的结合中产生）建立基本的质量监控架构。在教育方面，中华医学会副秘书长说，中国有 26 所专门从事中医药教学的大学，而专门从事现代医学教学的高等教育机构则超过了 100 所。杨民博士强调，厘清中医文凭的承认及其与匈牙利文凭的关系问题非常重要。

◎ 2010 年

2010 年 4 月 23 日至 26 日，匈牙利医学会联合会代表团在副主席绍托尼·彼得博士的率领下出席了在北京举行的中华医学会第 24 次全国会员代表大会。除了中华医学会 83 个专科分会的代表外，来自世界医学协会以及俄罗斯、日本、韩国、越南和泰国医学会的代表也参加了此次大会。匈牙利医学会代表团除出席大会外，还与其他组织进行了会谈。

在北京大学医学部，匈牙利医学院联合会向中方通报了塞梅尔维斯大学和佩奇大学的合作意向，双方同意，最早可进行的合作内容可能是短期和长期的学生交换交流。在中国中医科学院，时任院长的曹洪欣教授接待了匈牙利医学会联合会代表团，并在这里讨论了解决中医在匈牙利处境问题的主要议题。双方一致认为，两国有必要采取进一步措施，以促成匈牙利对中医相关内容进行适当的立法。

在中华人民共和国教育部，高等教育司副司长石鹏建和工作人员接待了匈牙利医学会联合会代表团。在此进行会谈的两个主要议题，一是在匈牙利进行中医教学及中国中医文凭的本地化，二是了解两国在现代医学领域合作的可能性。教育部负责人说，教育部认同匈牙利在中医立法问题上的努力，并指出在中医问题上最合适的伙伴是中国中医科学院和国家中医药管理局。教育部负责人还指出，黑龙江中医药大学在塞梅尔维斯大学设立分校可以为中医立法建立良好的基础。

2011 年

2011 年 8 月 22 日至 26 日，中国中华医学会代表团在学会副会长兼秘书长饶克勤博士的率领下，作为匈牙利医学会联合会的客人访问匈牙利。代表团与匈牙利医学会联合会高层讨论了先前缔结的合作协议和工作计划的更新问题。匈牙利医学会联合会副主席绍托尼·彼得教授、毛焦尔·卡尔曼教授和鲍洛格·山多尔（Balogh Sándor）博士参加了协商。协商的结果是，双方计划 2012 年在北京会见时对合作协议予以批准。双方都无意更改合作协议内容，但同意做以下补充：双方承诺互相通报两国正在进行的卫生改革的信息；为促成具体的合作，双方商定，匈方将制订一份匈牙利医学会联合会的会员组织及医科大学希望与中国伙伴合作的领域清单，同时简要概述某些合作将会产生的优势。中华医学会代表团团长认为，需求的协调工作非常重要，因此他介绍说，在中国国内，传染病的控制、新药的研究和慢性病的预防是最重要的领域，这些也是"十二五"规划的目标。

2012 年

2012 年 1 月，匈牙利医学会联合会副主席欧拜尔弗兰克·费伦茨（Oberfrank Ferenc）博士出席了中华医学会学术年会，时任中华人民共和国卫生部（今国家卫生健康委员会）部长的陈竺博士与演讲嘉宾一起分享了中国医疗改革在基本卫生保健领域头三年的成果，并概述了未来两年与医院治疗相关的目标。

2012 年 6 月 13 日，在中华人民共和国驻匈牙利大使馆，匈牙利医学会联合会代表团在副主席欧拜尔弗兰克·费伦茨的率领下出席了与中华人民共和国驻匈牙利共和国特命全权大使高建的谈话。

代表团的成员们说，尽管塞梅尔维斯大学健康学院已经开始进行中医学教育，但在那里所获文凭的接受问题仍然悬而未决，他们寻求大使的支持，希望她把这件事的重要性传达给政府。高建大使说，她把英国的例子作为指导，在那里早就有与塞梅尔维斯大学类似的分校，并且有获得文凭后独立行医的法律可能性。

大使馆和中国政府的立场是，他们无权干涉匈牙利的内政，而且由于中方已经承认匈牙利的文凭，因此本着互惠的精神，只需要匈牙利政府的确认和批准。高建大使说，中国政府计划在未来一段时间内向世界许多国家派出著名的中医教授，以传播正宗的中医学，并表示希望匈牙利参加该计划。最后，她向代表团成员保证她会对此事进行支持。

2012年12月13日，匈牙利医学会联合会主席埃尔托·蒂博尔教授在年度报告中谈到与中华医学会的双边关系时写道："我们原计划2012年进行例行访问时修订和更新我们于2004年签订的合作协议和工作计划。但由于资金短缺，我们不得不取消访问，并将其无限期推迟。从迄今的会谈讨论和访问经验中我们得出结论，包括医学会层面在内的，与中国的联系中隐藏着巨大的机遇，但这些只能通过坚持不懈的工作、恰当的行动和关注才能带来成果。当然，这项工作也需要适当的财务背景。"

正如埃尔托教授所写的一样，一个跨越十年的时期结束了。这十年来，我们一直在摸索、了解和学习。这十年间所获的巨大成就——"中国传统医学"培训在塞梅尔维斯大学的创立——将在后文中进行介绍。除此之外，还应当着重介绍在中匈医疗、卫生领域建立关系过程中所取得的经验。在本书中，我们怀着一颗诚挚的心，把这些经验告诉那些追随我们的人。

（萨尔马·贝拉）

第三章

匈牙利医学会联合会重要的中国合作伙伴

对于那些打算在中国传统医学领域与中国合作的人来说，下面将要介绍的这些组织可能会是最高级别的合作伙伴。我们公布以下内容的意图是，在匈中关系领域，特别是在中医药领域，让后代能更轻松地沿着匈牙利医学会联合会探索出来的道路前进。

◎ 中华医学会（Chinese Medical Association，CMA）

中华医学会是一个中国医学科学技术工作者自愿组成并依法登记成立的学术性、公益性、非营利性的法人社团。中华医学会对医学科学技术的发展具有一定推动作用，是政府机构与医学界专家之间的纽带。中华医学会成立于1915年，拥有88个专科分会，67万名会员。

2015年12月，中华医学会第二十五届理事会第一次会议在北京举行，会议选举产生了第二十五届会长、副会长、秘书长、常务理事，马晓伟当选新一届中华医学会会长，陈竺和韩启德担任名誉会长。

主要职责：组织双边互访和学术论坛开展国际合作项目，促进国际多边或双边医学交流；出版发行180多种纸质、电子系列医学期刊；通过学术培训、远程授课等开展继续医学教育；通过组织医学科学技术评审和重大临床专项等工作，促进医学科学技术进步和成果转化；为科技决策提供意见；评选医学领域的杰出成就并予以适当奖励；向民众传播并普及医学科学知识；组织医疗违规领域的专家检查；完成政府委托的任务；在专业人员和政府之间传递建议和需求。

网址：http://en.cma.org.cn/

◎ 国家中医药管理局（National Administration of Traditional Chinese Medicine）

国家中医药管理局是政府管理中医药行业的国家机构，隶属于中华人民共和国国家卫生健康委员会。

2018年6月起，余艳红任国家中医药管理局党组书记、副局长，于文明任国家中医药管理局局长。

主要职责：

（一）拟订中医药和民族医药事业发展的战略、规划、政策和相关标准，起草有关法律法规和部门规章草案，参与国家重大中医药项目的规划和组织实施。

（二）承担中医医疗、预防、保健、康复及临床用药等的监督管理责任。规划、指导和协调中医医疗、科研机构的结构布局及其运行机制的改革。拟订各类中医医疗、保健等机构管理规范和技术标准并监督执行。

（三）负责监督和协调医疗、研究机构的中西医结合工作，拟订有关管理规范和技术标准。

（四）负责指导民族医药的理论、医术、药物的发掘、整理、总结和提高工作，拟订民族医医疗机构管理规范和技术标准并监督执行。

（五）组织开展中药资源普查，促进中药资源的保护、开发和合理利用，参与制定中药产业发展规划、产业政策和中医药的扶持政策，参与国家基本药物制度建设。

（六）组织拟订中医药人才发展规划，会同有关部门拟订中医药专业技术人员资格标准并组织实施。会同有关部门组织开展中医药师承教育、毕业后教育、继续教育和相关人才培训工作，参与指导中医药教育教学改革，参与拟订各级各类中医药教育发展规划。

（七）拟订和组织实施中医药科学研究、技术开发规划，指导中医药科研条件和能力建设，管理国家重点中医药科研项目，促进中医药科技成果的转化、应用和推广。

（八）承担保护濒临消亡的中医诊疗技术和中药生产加工技术的责任，组织开展对中医古籍的整理研究和中医药文化的继承发展，提出保护中医非物质文化遗产的建议，推动中医药防病治病知识普及。

（九）组织开展中医药国际推广、应用和传播工作，开展中医药国际交流合作和与港澳台的中医药合作。

（十）承办国务院及卫生部交办的其他事项。

网址：http://www.satcm.gov.cn/

◎ 中国中医科学院（China Academy of Chinese Medical Sciences，CACMS）

中国中医科学院成立于 1955 年，是国家中医药管理局直属的集科研、医疗、教学为一体的综合性中医药研究机构。

2018 年 12 月起，黄璐琦任中国中医科学院院长。

中国中医科学院学科齐全，设备先进，科研力量雄厚，下设 17 个研究所、6 家医疗机构、1 个研究生院、2 家分院以及 2 家制药企业和中医古籍出版社、中医杂志社等学术单位。行业内顶尖的中文期刊如《中国中西医结合杂志》《中医杂志》《中国中药杂志》《中国针灸》《针刺研究》均为该院所属。中国中医科学院与世界卫生组织（WHO）共同建立了临床研究与信息、针灸、中药三个传统医学合作中心。世界针灸学会联合会、中国中西医结合学会、中国针灸学会均设在中国中医科学院。中国中医科学院现有职工超过 6000 人，专业技术人员近 3600 人。

中医药科学研究是中国中医科学院的中心任务。建院以来，中国中医科学院在中医药基础理论、重大疾病中医药防治及中药新药研发等多方面取得显著成就。

中国中医科学院终身研究员、首席研究员屠呦呦，因青蒿素的发现及其应用于治疗疟疾方面所做出的杰出贡献，于 2015 年荣获诺贝尔生理学或医学奖，这是中国科学家因在本土进行科学研究而首次获得诺贝尔科学奖，是中国医学界迄今为止获得的最高奖项，也是中医药科研成果获得的最高奖项。

中国中医科学院充分发挥中医医疗特色优势，积极为患者提供良好的医疗服务。附属西苑医院、广安门医院、望京医院、眼科医院是三级甲等中医医院，另有针灸医院、中医门诊部两家医疗机构。

中国中医科学院是培养中医药高层次人才的重要基地，现有中医学、中药学、中西医结合三个一级学科所涵盖的所有学科专业的博士、硕士学位授予权。

中国中医科学院图书馆是全国藏书最多的中医药专业图书馆，藏书 36 万余册，其中珍本、善本、孤本书籍 2 万余册。

作为中国传统医药对外合作与交流的重要窗口，中国中医科学院已与世界上 100 多个国家和地区的医药界、科研院所、高等院校、企业及民间团体开展了广泛的联系与交流。

网址：http://www.cacms.ac.cn/

◎ 中国中药协会（China Association of Traditional Chinese Medicine，CATCM）

中国中药协会是中国成立最早、规模最大的中医药学术团体。中国中药协会接受业务主管部门中国科学技术协会和登记管理机关民政部的业务指导与监督管理。协会办事机构是国家中医药管理局直属事业单位。

中国中药协会是全国中医药科学技术工作者和管理工作者及中医药医疗、教育、科研、预防、康复、保健、生产、经营等单位自愿结成并依法登记成立的全国性、学术性、非营利性法人社会团体，是发展中国中医药科技事业的重要社会力量。

2019 年 11 月，中国中药协会第四次会员代表大会在北京召开。会议选举产生了第四届中国中药协会理事会，黄璐琦院士当选中国中药协会会长。

主要业务范围：

（一）反映会员诉求，协调会员关系，维护会员的合法权益。

（二）开展中药行业、地区中药经济发展调查研究，向政府有关部门提出中药行业发展规划、立法、重大经济政策等方面的意见和建议。

（三）研究市场发展趋势动态，收集、整理、分析并反馈有关中药生产、商业流通、财务、价格等基础资料，根据授权开展统计，依照有关规定，编辑协会刊物，加强信息交流。

（四）开展咨询服务，提供国内外医药经济技术信息和市场信息，开展国内、国际医药企业管理技术交流与经济合作。

（五）承担中药企业的技术咨询、技术服务及技术成果的推广应用工作，组织新工艺、新技术、新装备、新型原辅材料的推广和应用。受政府部门委托承办或根据市场和行业发展的需要，组织行业间的展览及技术交流活动。

（六）开展与国际传统医药社团等非政府组织间的友好交流与合作。

（七）组织开展中药企业人才、技术和有关专业培训，指导帮助企业更新观念，提高经营管理水平。

（八）经政府有关部门批准或委托，参与制定、修订行业质量技术标准、行业工人技术等级（资格）标准，并协助政府部门组织贯彻实施。

（九）建立行业自律性机制、制定行业道德准则等行规行约，规范行业自我管理行为。协调同行价格争议，维护行业内的公平竞争。提倡诚信经营，维护市场经济秩序。组织推广中药行业优质服务活动，规范服务行为，提高职业道德和思想素质。

（十）加强与地方行业协会的业务联系与工作交流。

（十一）按照 WTO 规则，协助会员单位处理国际贸易争端。

（十二）承担政府有关部门委托的其他任务。

网址：http://www.catcm.org.cn/

◎ 世界中医药学会联合会（World Federation of Chinese Medicine Societies，WFCMS）

世界中医药学会联合会（以下简称"世界中联"）成立于 2003 年 9 月 25 日，是经中华人民共和国国务院批准、民政部登记注册、总部设在北京的国际性学术组织。主席是时任国家中医药管理局副局长马建中先生，副主席兼秘书长是国家中医药管理局政策法规与监督司原司长桑滨生。截至 2018 年年底，世界中联拥有 70 个国家和地区的 270 个团体会员，180 余个分支机构，包括 164 个专业（工作）委员会，19 个合作委员会、发展委员会或联盟。

世界中联是主要由世界各国（地区）中医药（含中西医结合、民族医药）团体、机构等自愿结成的国际性学术组织，为非营利性的组织。

世界中联的宗旨是增进世界各国（地区）中医药团体、机构之间，中医药学与世界各种医药学间的交流与合作，加强学术交流、信息交流、成果交流，提高中医药业务水平，继承和发展中医药学，促进中医药国际传播与发展，促进中医药进入各国医疗卫生保健体系，加快中医药现代化、国际化、标准化的进程，为人类健康事业做出更大贡献。

主要业务范围：

（一）开展各类学术活动，促进世界各国和地区中医药团体之间的交流与合作，提高中医药学术水平，构建中医药国际交流平台，促进中医药、保健品和医疗器械的产品交流。

（二）制定与中医药有关的国际组织标准，推动中医药在世界各国健康有序的发展。

（三）组织开展各类、各级中医药从业人员的资格（水平）考试，提高中医药从业人员的素质。

（四）组织开展各类与各级中医药医疗、技能、保健培训，提高中医药医疗、保健人员的业务能力。

（五）提供人才交流服务，保障中医药团体的人才需求，促进中医药团体的发展。

（六）建立门户网站，开展信息交流，提供咨询服务、远程会诊、远程培训和网上办公。

（七）出版发行学术刊物，宣传中医药特色和优势。

（八）开展伦理认证工作，促进中医药发展。

（九）开展中医药服务贸易工作，多领域、多角度促进中医药服务贸易的交流合作与合作共赢。

网址：http://www.wfcms.org/

（欧劳维茨·马克）

第四章

塞梅尔维斯大学健康学院中医培训的建立

从 1989 年至 2013 年，我担任塞梅尔维斯大学健康学院及其前身的领导职务，从 2000 年起担任塞梅尔维斯大学卫生学院总干事，从 2007 年起担任健康学院总干事，然后从 2009 年起担任健康学院院长。在过去的 25 年里，我的主要目标一直是促进匈牙利卫生和健康科学的服务与发展。在过去几十年里实现的目标中，有大学的整合，有首个匈美双学位护理学士学位课程的创立，但我尤其喜欢回想的，还是创立第一所拥有中医学本科学位的匈牙利大学的经历。

我一直对中国和中国文化拥有浓厚的兴趣。因此，当我有机会在匈牙利驻北京大使馆和匈牙利驻上海领事馆的协助下访问中国的大学和医院时，对我来说便有了一个清晰的想法，那就是与这个充满活力的发展中国家建立联系将极大服务于匈牙利大学的发展。身为塞梅尔维斯大学健康学院的总干事，在我的领导下，健康学院与上海交通大学于 2007 年达成了合作协议。在合作的框架下，每年我们都有学生和教师通过讲座和参观医院的方式来了解中国的医疗护理实践。同样的事情也发生在我国：我们每年都接待来自上海的类似团队。这是健康学院朝与中国建立联系所迈出的第一步，为后来在中医领域进行合作打下了良好的基础。在与中国有关的合作领域中，中医尤其令人感兴趣。在 2005 年左右，许多人并不了解这种兴趣。但 15 年后，当针灸越来越多地出现在国际建议中，并有屠呦呦女士因青蒿素的发现及其应用被授予诺贝尔奖时，我认为，时间似乎证明了我的信心。我想，我在以前和现在都认为，在中医药领域有重大的合作机遇。

朝这个方向迈出的第一步是，将真正的中医药教育带到匈牙利的塞梅尔维斯大学里。我认为，中医学的本科培训尤为重要，因为这种培训形式可以培训出最了解中医的专业人员。在此之前，通过中级自然疗法课程、面向医学生的可选科目讲座以及针对医生的针灸培训，可以学习到一些中医知识。

但这些课程的共同点是，即使在最佳的情况下，我们提供的了解中医的课时总数也不过数百小时。对于有至少 2500 年历史、6 万多个汉字、丰富的临床手段、建立在高等教育方法之上的中医药学来说，通过周末的课程只能掌握其中的一小部分内容。相比之下，中国国内五年制中医学本科的培养，仅中医药专业知识的学习就有 2500 个课时（常规医学几乎也要花这么多时间）。已经有多个欧洲国家有类似的中医培训了，为什么恰巧匈牙利就没有呢？

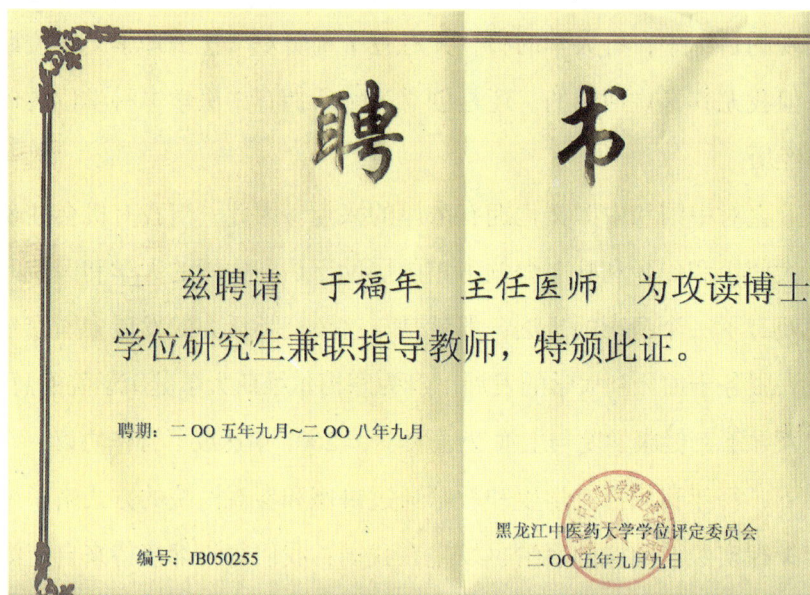

黑龙江中医药大学学位评定委员会向于福年主任医师颁发证书

要引进一种在国外已生根但在匈牙利却很新颖的培训模式，拥有一个高水平的合作伙伴非常重要，因此我认为，从建立中医教育的角度来讲，2006 年与黑龙江中医药大学及其在匈牙利的代表于福年教授的会面至关重要。于教授在 2002 年至 2016 年担任匈牙利中医药学会的创始会长。2004 年，他以会长的身份与黑龙江中医药大学签署了一项合作协议，并在匈牙利为攻读博士研究生的中国医师担任兼职导师。

我们之所以从 25 所中国大学中选择了这所大学，是因为于教授是该大学的校友，而且匈牙利中医药学会理事会的大部分理事也来自哈尔滨市。因此，这已经具备了良好的合作关系。关于于福年教授的身份，还应该提到的是，他是黑龙江省首位获得中医学博士学位的人，他的两位博士生导师马骥和张琪均为"黑龙江四大名医"。1992 年移居匈牙利之前，他曾在黑龙江中医药大学①附属第一医院担任讲师和副主任医师。2004 年，他从黑龙江中医药大学获得教授头衔，随后于 2005 年获得博士生导师头衔。因此，我觉得我找到了一位可与之一起努力，在匈牙利的大学中建立中医药学本科学位的专家。

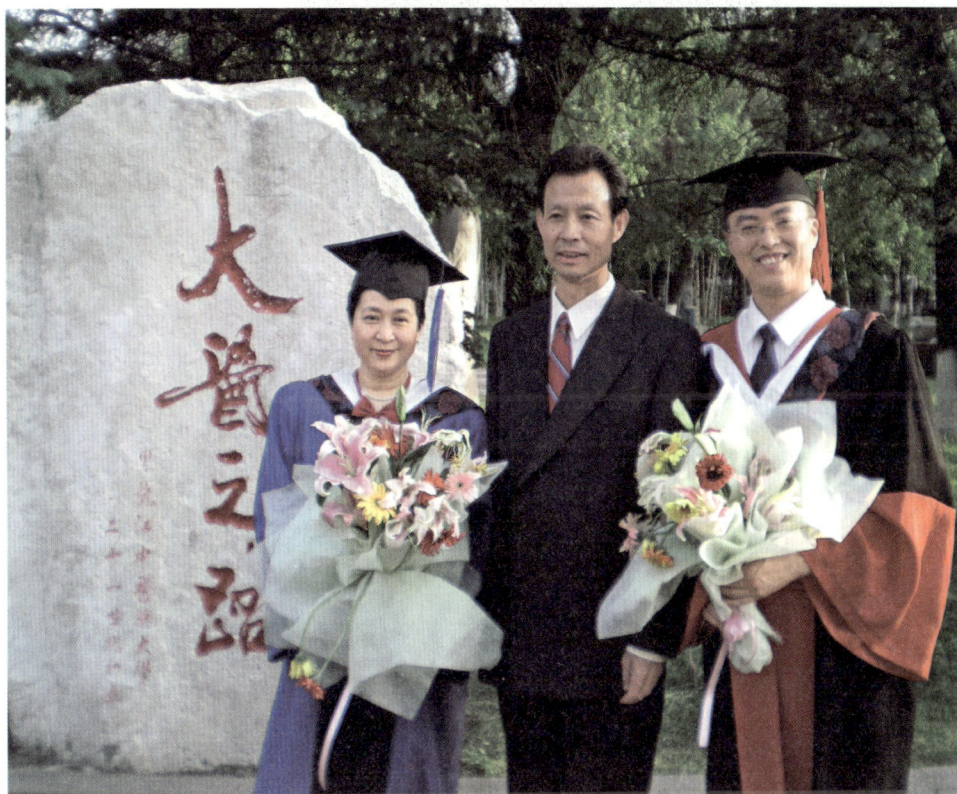

在黑龙江中医药大学获得硕士学位的易晓白（左）和获得博士学位的夏林军（右）与他们的导师于福年博士

---

① 本书中有单独的章节详细介绍黑龙江中医药大学，在这里我仅提它在中国（25 所）中医药大学往年的排名中名列前六就足够了，在最新的排名中它名列第五。

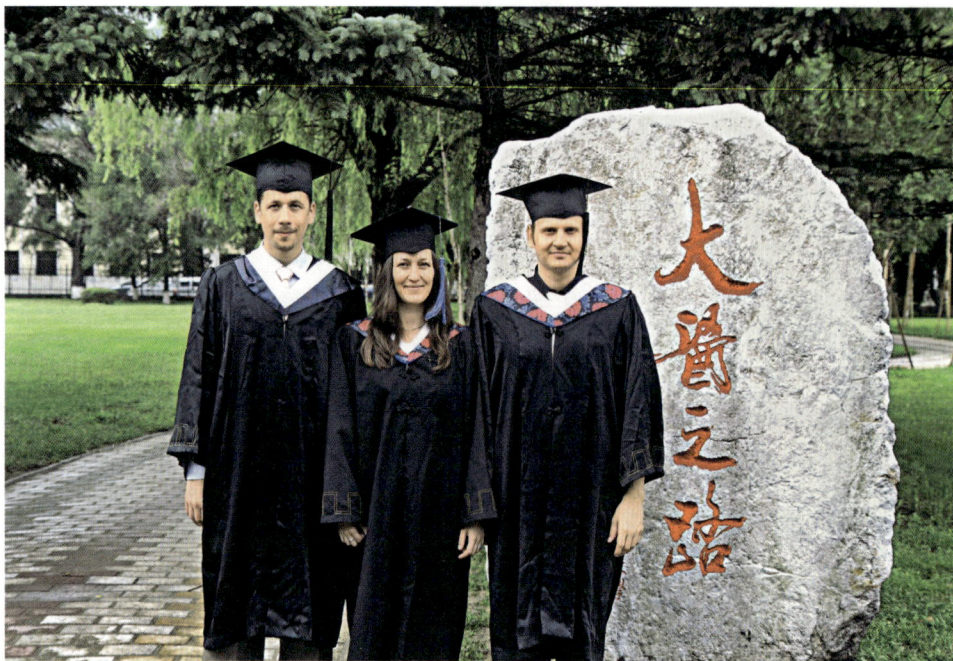

在黑龙江中医药大学获得医学文凭的第一批匈牙利大学生

通过塞梅尔维斯大学退休校长绍托尼·彼得教授的介绍，我有幸认识了于福年教授和黑龙江中医药大学。2006年，绍托尼·彼得教授作为匈牙利医学会联合会主席率团访问哈尔滨，与黑龙江中医药大学签署了在教育领域的合作协议。

匈牙利医学会联合会与黑龙江中医药大学建立关系也与于福年教授有关。由他担任会长的匈牙利中医药学会在2005年获得匈牙利医学会联合会的会员资格。作为学会会长，他提出了中医药学会与黑龙江中医药大学建立海外分校的建议，并指出可以通过纳入一所匈牙利大学的方式来实现。因此，匈牙利医学会联合会代表团当年访问中国时访问了哈尔滨市。代表团带着在哈尔滨签署的合作协议回国后找到了塞梅尔维斯大学，把塞梅尔维斯大学当作潜在的合作伙伴。这样，黑龙江中医药大学的海外分校最终就落户于塞梅尔维斯大学健康学院。

设想从勾画未来到实现理想花了若干年，一个敬业的团队一直在为此辛勤地工作着。最终，在 2009 年 3 月，我以塞梅尔维斯大学健康学院院长的身份访问了哈尔滨，并最终签署了一份设立海外分校的框架协议。

2009 年 3 月 16 日，黑龙江中医药大学作为中国教育部监管下提供本科、硕士和博士研究生教育的国立大学，与塞梅尔维斯大学健康学院签订合作协议。该文件由两个机构的负责人，即匡海学校长和作为健康学院院长的我签署。该协议的目的是开发向学生提供的教育服务，制定创新型国际教育计划并开发统一的专业核心材料。该协议涉及学生、教师和研究人员的交流以及多方面信息的相互交流。为了促进共同的工作，两个机构均承诺各指定一名协调员，两名协调员进行定期沟通与合作。黑龙江中医药大学指定于福年博士为协调员，健康学院指定我本人为协调员。该协议作为框架协议进行签署，

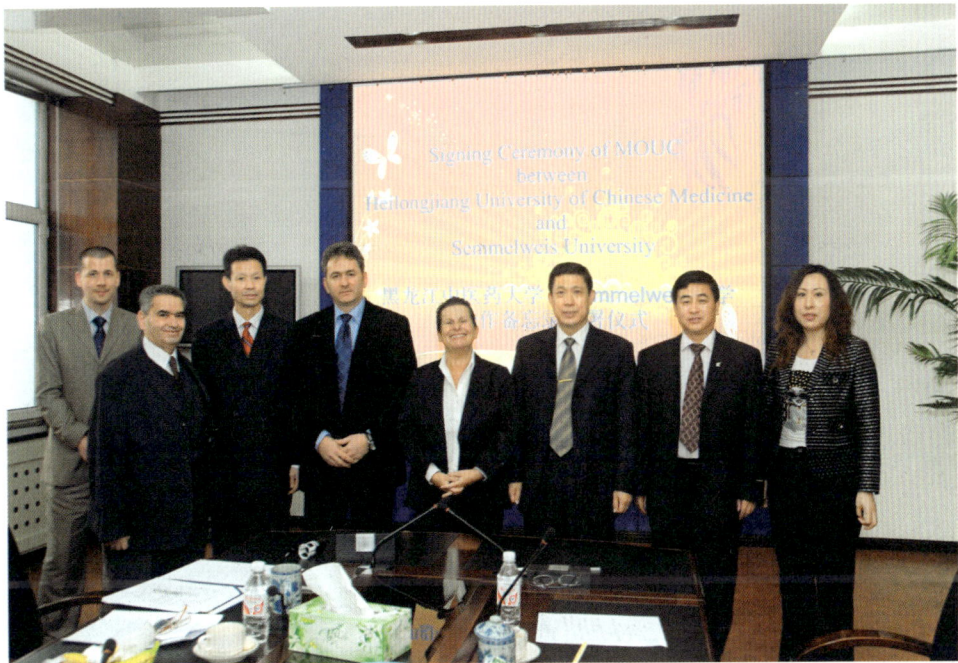

从左向右：大学生兼翻译欧劳维茨·马克、塞梅尔维斯大学健康学院临床医学系主任霍洛什·山多尔博士、黑龙江中医药大学匈牙利代表于福年博士、塞梅尔维斯大学健康学院对国际关系处主任鲍普·马尔采尔博士、时任塞梅尔维斯大学健康学院院长梅萨罗什·尤迪特博士、时任黑龙江中医药大学校长匡海学博士、时任黑龙江中医药大学副校长孙忠人博士、时任黑龙江中医药大学国际教育学院院长梁华博士

在此框架下，双方就最终的协议进行准备和谈判。

我们回国数月后，2009年6月，围绕将要开展的新培训，有关组织和部门就中医在国内的管理规范问题进行了磋商。匈牙利医学会联合会主席团成员绍托尼·彼得教授代表医学界，国家公共卫生和医务官服务局中部地区研究所区域首席医务官乔鲍·卡罗伊（Csaba Károly）博士、卫生许可和行政局（EEKH）局长保普豪尔米·里陶（Paphalmi Rita）博士代表专业当局，而我则代表教育机构和塞梅尔维斯大学。讨论中达成的共识是，值得将拥有中医文凭的专业人士称为"中医师"，并准确界定他们有权从事的工作。

在执业医师执业证的申请程序中，必须对文凭进行审查，以确定其是否由国家认可的符合传统中医教育标准的大学授予。值得把中医作为健康科学来对待的轮廓已经呈现了出来。我们同意，一项法律的补充条款，把中医执

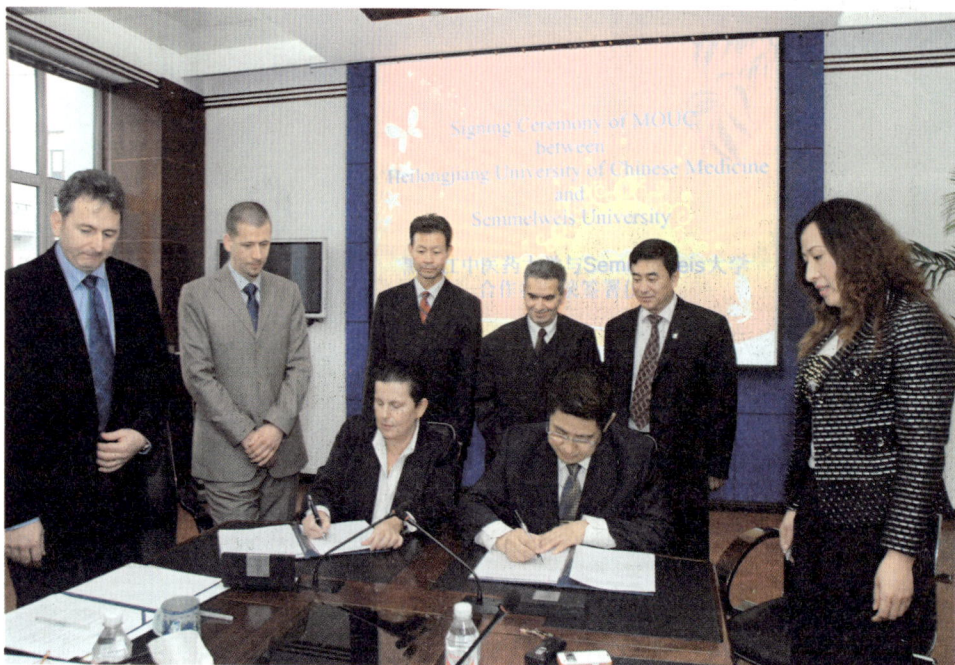

时任塞梅尔维斯大学健康学院院长梅萨罗什·尤迪特博士（前左）和时任黑龙江中医药大学校长匡海学博士（前右）签署塞梅尔维斯大学健康学院和黑龙江中医药大学合作框架协议

业的权利范围扩展至拥有相关文凭的专业人员可能会很好地解决执医证的申请问题。我们发现，塞梅尔维斯大学健康学院的中医教学是把这个问题纳入大学架构的好机会，可以在中医系成立一个小组，为专业执照的资格认证提供可靠的专家背景。

2010 年 2 月 22 日，塞梅尔维斯大学健康学院与黑龙江中医药大学签署合作协议，实现了一年前框架协议的目标。黑龙江中医药大学党委书记田文媛和时任塞梅尔维斯大学校长的图洛绍伊·蒂沃道尔（Tulassay Tivadar）教授以及担任健康学院院长的我在合作协议上签了字。

为了促进中医药及其相关服务的国际传播以及中医药知识和治疗方法的全球传播，两个机构同意建立黑龙江中医药大学匈牙利分校。除此之外，两个机构还表示，有意在将来建立一个专门从事中医教学工作的学院。中医专

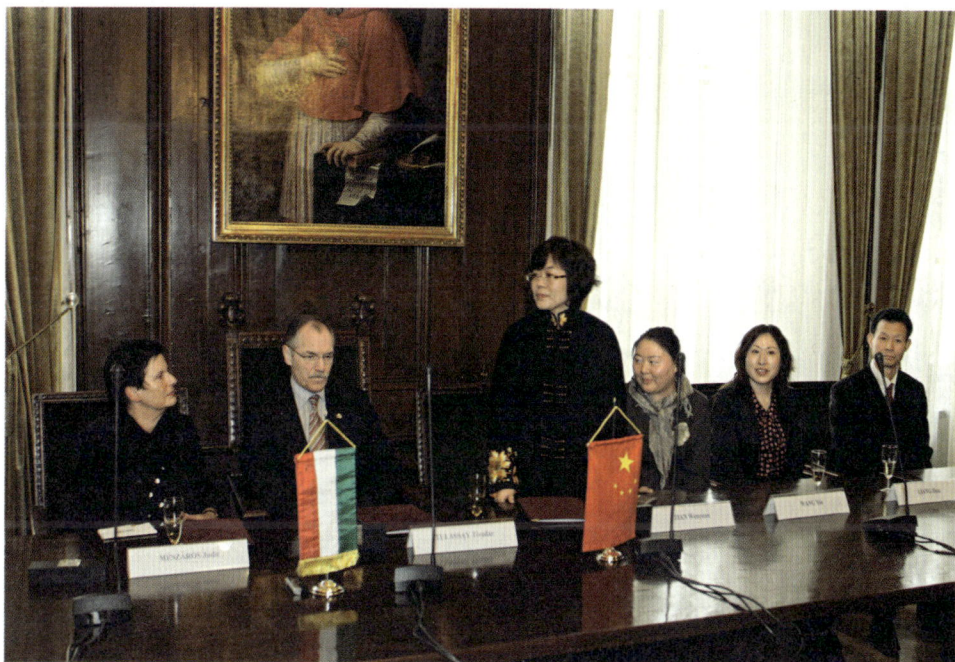

从左向右：时任塞梅尔维斯大学健康学院院长梅萨罗什·尤迪特博士、时任塞梅尔维斯大学校长图洛绍伊·蒂沃道尔博士、黑龙江中医药大学党委书记田文媛、翻译王欣、时任黑龙江中医药大学国际教育学院院长梁华博士、中方任命的分校中方校长于福年博士出席签字仪式

业的学士学位属于五年制自费培训，遵循"4+1"模式，即前四年在塞梅尔维斯大学健康学院接受理论及相关临床实践教育，第五年在黑龙江中医药大学进行临床实践。

黑龙江中医药大学向符合培训要求的学生颁发"医学学士"文凭。我们把 2010 年 9 月确定为培训的开始时间，但这还要看在中国的认证和在匈牙利的注册能否成功。我们把协议扩大到与培训内容相符的自费继续教育培训。根据协议，塞梅尔维斯大学健康学院要根据黑龙江中医药大学规定的要求，并在黑龙江中医药大学的同意下，委托自己的教师和客座教师参加培训计划。塞梅尔维斯大学健康学院提供常规医学课程的教学，而黑龙江中医药大学负责中医学相关课程的教学，健康学院确保满足匈牙利认证要求的教育基础设施。2010 年 6 月 30 日，黑龙江中医药大学收到允许在匈牙利运营的决议通知，获得批准的分校名称为"黑龙江中医药大学匈牙利分校"，运营形式为"塞梅尔维斯大学健康学院与另一个机构合作"，在匈牙利的代表为梅萨罗什·尤迪特博士，培训的名称为"中医（针灸推拿疗法）专业"，完成培训后可以获得的专业资质为"中医师"，匈牙利没有与之具有同等价值的专业资质，负责培训的专家为于福年博士。因此，作为许多人多年来努力的结果，2010 年 9 月，黑龙江中医药大学设在塞梅尔维斯大学健康学院的匈牙利分校正式开始了教学工作。这是匈牙利第一所，也是迄今唯一一所提供中医本科学位教育的大学。

除了培训的独特性之外，我一直认为优秀的教师团队是培训的主要力量。中医培训只能由具有适当学历的，真正的教师来进行。如果没有合

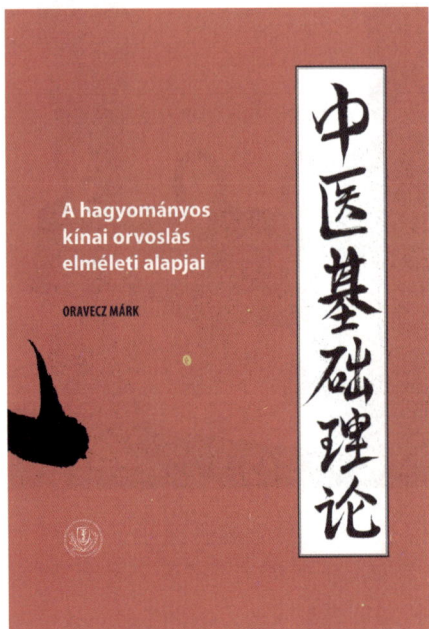

《中医基础理论》封面

适的教师，仅与强大的合作伙伴大学签署协议是不够的。在这方面特别有利的一点是，专业负责人、中国伙伴大学授权的代表于福年是匈牙利中医药学会会长，他能代表生活在匈牙利，已经是匈牙利国籍的、知识渊博的教师。这样，伙伴大学就能够依靠本地专业人员任命一个常设的教学团队。

除于教授外，有必要提一下，具有博士学位的教师还有张耀博士，他在匈牙利从事中医教学的经验可以追溯到 20 世纪 80 年代末。当时在中国驻匈牙利大使馆组织的培训活动中，他为自己的父亲张忠国教授和母亲姜淑明教授的系列讲座担任译员。张庆滨也是具有博士学位的教师，他把针灸教学视作父母的遗产，他的父亲张缙教授是联合国教科文组织人类非物质文化遗产"中医针灸"项目代表性传承人之一。夏林军博士本科毕业于长春中医药大学中医学专业，是该校的优秀毕业生，其医学博士学位是从黑龙江中医药大学获得的，所以他的专业领域的水平同时体现了这两所大学的学术特色。

在拥有硕士学位的讲师中，首先要提到的是王伟迪，他把在正骨领域的经验用在了针灸领域的教学上。邵百军曾在北京的中国中医科学院针灸研究所工作。王军拥有黑龙江中医药大学硕士学位，并教授祖传的按摩手法。

欧劳维茨·马克（Oravecz Márk）博士有非常好的中文知识，他从黑龙江中医药大学获得中医学文凭，作为塞梅尔维斯大学博士研究生加入了教学团队。学生的中文教育由贝山（P. Szabó Sándor）博士领导的东方语言学院提供。健康学院的教师团队为常规医学课程提供了足够高质量的教学。在组织和协调方面，临床医学系主任霍洛什·山多尔（Hollós Sándor）博士和对外关系部主任尧凯尔·陶马什（Jakkel Tamás）博士为我提供了很多帮助。

我们开始围绕中医教学主题出版培训所需的匈牙利语教材。我们健康学院出版了教员欧劳维茨·马克博士写的笔记《中医理论基础》，这是计划中系列教材的一部分。使用匈牙利语进行教学不可或缺的条件是要拥有合适的教材，我们在启动教学后很快就开展了这一工作。

在开展新的教学工作的同时，我们还为健康学院带来了一系列科学活动，以促进中医方面的科学交流。由于教授领导的匈牙利中医药学会是这方面的重要伙伴。中医药学会自 2006 年起就举办了主题研讨会，并在此后一直与我们合作举办。

2011 年 5 月 14 日，由塞梅尔维斯大学健康学院和匈牙利中医药学会共同举办的"第四届中匈双边中医药研讨会"在健康学院举行。研讨会的演讲分为两大类：一是中医教学，二是中医方法科学研究。

受邀的演讲嘉宾来自两所中国著名的中医药大学（黑龙江中医药大学、长春中医药大学），他们汇报了自己的研究成果，并通过展示各种治疗技术使从事临床诊疗的同事受益匪浅。受邀嘉宾的演讲主题包括：急性炎症模型中"黄连解毒汤"的代谢研究；电针对患格林－巴利综合征家兔 Th_1/Th_2 失衡的刺激作用；接骨木果实的化学成分研究。高质量的演讲，为了解未来与中医药有关的联合研究的可能方向提供了帮助。

2012 年 10 月 5 日，由健康学院和匈牙利中医药学会联合主办的"第五届中匈双边中医药研讨会"再次在塞梅尔维斯大学健康学院举行。这次研讨会同时也是匈牙利中医药学会十周年庆典。在研讨会的专业活动中，值得强调的是张缙教授的演讲和技术演示。张缙教授是联合国教科文组织人类非物质文化遗产"中医针灸"项目四位代表性传承人之一。他介绍了自己在制定针刺手法国家标准过程中所做的工作，并在技术演示中展示了几种基本的和复杂的针刺手法。在研讨会期间，匈牙利中医药学会还组织了高级传承培训班，81 岁的张缙教授从早到晚，不知疲倦地传授着知识。

同样在 2012 年，我们与时任黑龙江中医药大学校长的匡海学教授签署了关于进一步发展联合培训的合作协议，准备联合推出中医硕士培训。健康学院以此确立了中医培训的未来发展方向。

在经历了这么多年的工作之后，我于 2013 年从院长职位上退休。我确信，我看到了中医培训的发展前景。我们成功地把在一些西欧国家已经普及，但在中欧地区独一无二的教育形式带回了匈牙利。而且我们的合作伙伴是一所强大的大学，它是高质量工作的保障，它拥有一支在国内来说非常强大的师资队伍，由塞梅尔维斯大学健康学院的教师和代表中方伙伴大学的教师组成，保证了传统欧洲医学和中医课程以同样高的水准进行教学。

2010年，我们在塞梅尔维斯大学健康学院推出大学中医教育，在匈牙利国内这是一种新颖的培训教育，因此有些方面必然会被认为不够成熟。因此，在发展的前景规划中，首先应提到对现有培训进行调整。我认为，把中国式的教学大纲按照国内的培训和监管特点进行调整是非常重要的，当然，同时也不能失去作为培训核心的真实性，应该添加而不是减少培训内容。在这方面，特别值得强调的事实是，建立一个中医临床培训中心对于培训来说将意味着质的变化。在这里，学生们将能够掌握适应国内环境的安全中医实践所需的临床知识。

在调整现有的培训之外，启动与中医有关的其他培训形式似乎也是合理的，因为这将使塞梅尔维斯大学能够作为旗舰学校，更好地服务于使国内中医活动变得既安全专业，水准又高的这项事业。应该利用现有的教育能力，开展在我们国家已经存在了很长时间的，与中医有关的所有培训形式——从中级自然疗法培训到针灸医生专业培训。这不仅仅是考虑到国内中医专业的发展，就大学物质方面的考虑而言，这看起来也是合理的。此外，展望未来，本着创新的精神，可以开发本地区独有的培训形式，硕士级别的中医教育就是其中之一。我总是从以下角度来看待这种可能性——在西欧，中医学已经有了博士培训。

（梅萨罗什·尤迪特）

第五章

塞梅尔维斯大学的合作伙伴：
黑龙江中医药大学

　　黑龙江中医药大学位于黑龙江省的省会城市哈尔滨市。黑龙江省位于中国的最东北部，中国国土的北端与东端均位于省境，因省境东北有黑龙江而得名。黑龙江东部和北部以乌苏里江、黑龙江为界河与俄罗斯为邻，与俄罗斯的水陆边界长约 3045 公里；西接内蒙古自治区，南连吉林省。黑龙江省南北长约 1120 公里，东西宽约 930 公里，面积 47.3 万平方公里。

　　黑龙江地区的医学在古代主要是少数民族医学，至唐代开元年间，黑龙江地区属渤海国，中原地区医学、药物开始传入。黑龙江省中医兴盛于清代中叶。清初，内地戍黑龙江者甚众，康乾时大兴文字狱，一大批读书世家即流人流寓本省，又绝仕进，遂延医授学。另有流民、移民等，均对黑龙江省文化、医学的发展起了重要作用。特别在其百余年的发展过程中，不断创新，薪火相传，形成了鲜明的学术特色和临证风格。自清代至 20 世纪 30 年代，黑龙江省中医学分为六个不同系别。

　　20 世纪 30 年代初，上海中国医学院首届毕业生高仲山来哈尔滨创业。他遍访并结识了左云亭、刘巧合等中医名宿，于 1937 年成立了中医学术团体"哈尔滨汉医学研究会"，并被推选为会长。1941 年，他又成立"滨江省汉医研究会"，同年创办"哈尔滨汉医学讲习会"，培养出五百余名水平较高的中医，为全国输送了大批优秀中医人才。与此同时，他还先后创办了《哈尔滨汉医学月刊》《滨江省汉医学月刊》，在艰苦的条件下奏响了时代的强音，挺起了中医人不屈的脊梁。1945 年，高仲山被推选为新成立的哈尔滨市国医学会会长，其后，高仲山先后创立了哈尔滨市中医进修学校、黑龙江省中医进修学校、牡丹江卫生学校、黑龙江省中医学校，为创立黑龙江省中医药高等教育奠定了基础。1959 年 3 月 17 日，由黑龙江省中医学校、黑龙江省哈尔滨第一卫生学校、黑龙江省祖国医药研究所及黑龙江省立医院四个单位合并起来成立了黑龙江省卫生干部进修学院。同年，黑龙江省政府和中共黑龙江省委决定，委派卫生厅厅长罗恕、副厅长高仲山等人在黑龙江卫生干部进修学院的基础上创建黑龙江中医学院，高仲山负责具体事务，担任副院长。这标志着黑龙江中医药高等教育的正式创立。高仲山多次到全省各地"访贤"，汇集凝聚全省中医界之精英，逐渐形成新时代的黑龙江名中医群体，包括马骥、韩百灵、张琪四大名医及龙江医派众多著名医家，他们在黑龙江省特有的地域环境和文化背景下，在动荡不安的历史环境下，互相撷取交融，内科、外科、妇科、儿科、五官科、骨伤科、针灸科等各成体系，各有学术经验特点，并有论著传世，蕴成了气质独特的龙江医派，凸显了其在北方地区的优势。

1996 年 5 月，黑龙江中医学院更名为黑龙江中医药大学。经 60 余年的建设与发展，学校已成为具有较高教学、科研、医疗水平，在国内外有一定影响力的高等中医药院校。学校于 2004 年获得全国首批教育部本科教学工作水平评估优秀结论，2007 年成为全国首家通过教育部本科中医学专业认证的

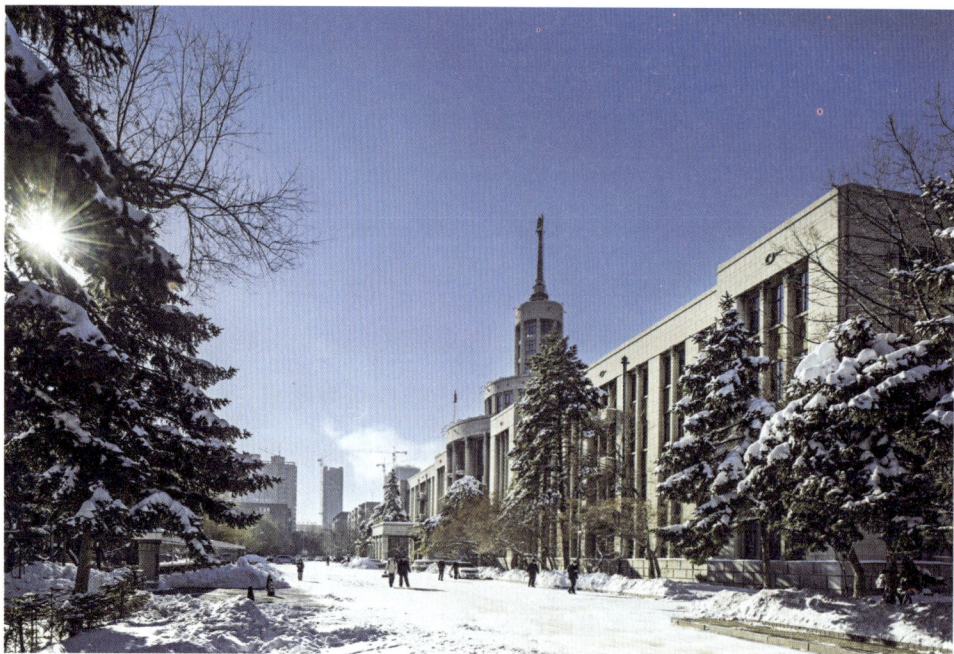

冬天里的黑龙江中医药大学主楼

单位，2008 年被确定为国家中医临床研究基地建设单位，2014 年晋升为全国精神文明建设工作先进单位，2015 年荣获全国 50 所毕业生就业典型经验高校称号，2016 年获批成为全国中医药文化宣传教育基地，2018 年获批成为黑龙江省"高水平大学和优势特色学科建设高校"。

学校下设 11 个学院、12 个附属医院（3 个直属）、1 个中医药研究院、27 个教学医院和 70 个实习基地。设有 24 个本科专业，有博士学位授予权 35 个；有硕士学位授予权 42 个；现有全日制在校生 15918 人，其中博士研究生 341 人、硕士研究生 2195 人、本科生 11760 人、专科生 1361 人、留学生 261 人。

学校设有中医学、中药学、中西医结合、药学 4 个博士后科研流动站，是国家第一类特色专业（中药学、药物制剂和针灸推拿学）和首批第二类特色专业（中医学）建设点。中药类人才培养模式创新实验区为教育部首批人才培养模式创新实验区，中医临床人才培养模式创新实验区为黑龙江省人才培养模式创新实验区。在全国第四轮学科评估中，中药学学科排名并列第一、中医学学科排名并列第四，成为全国获评"A+"学科的三所中医药院校之一。学校有国家重点学科 4 个、国家中医药管理局重点学科 21 个、省级重点学科 11 个、省领军人才梯队 18 个；有国家级教学团队 3 个、省级教学团队 5 个；有国家精品课程 8 门、国家精品资源共享课程 8 门、省精品课程 22 门、省在线开放课程 1 门。学校两次获全国优秀高等教育研究机构称号，曾先后获国家教学成果一等奖 2 项、二等奖 7 项、省级教学成果奖 57 项。教学实验中心为全国中医药院校首批确定的"国家级实验教学示范中心"；中医药博物馆被确定为黑龙江中医药博物馆；中医药文献检索中心被确定为中国中医药文献检索中心黑龙江分中心，为国家中医药管理局首批科技项目查新定点单位。

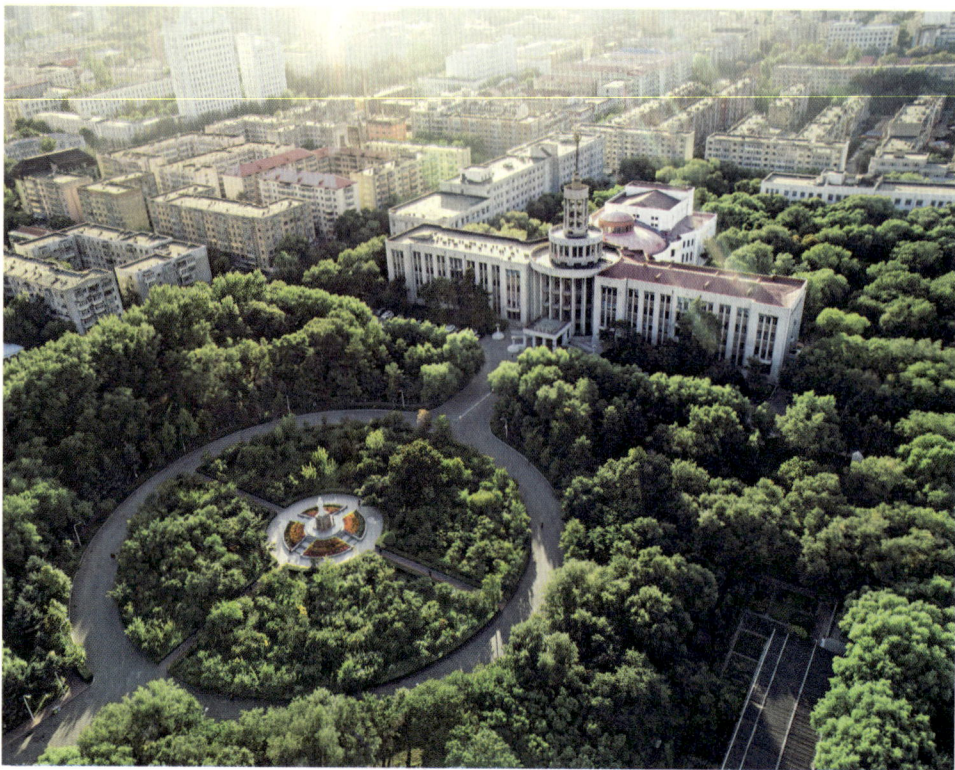

空中俯瞰黑龙江中医药大学楼群

学校现有教育部重点实验室 1 个，国家中医药管理局研究中心 1 个、重点研究室 3 个、三级实验室 10 个；黑龙江省重点实验室 8 个，省普通高等学校重点实验室 5 个，省校企合作工程技术中心 2 个；有科技部中医药国际科技合作基地 1 个，国家中医药管理局中医药国际科技合作基地 1 个，黑龙江省中医药国际科技合作基地 1 个，黑龙江省科技创新平台 1 个。现为国家重点基础研究发展计划（973 计划）项目首席科学家单位。曾先后获得各级各类科研课题立项 3500 项，其中国家 973 项目及课题 5 项、国家高技术研究发展计划（863 计划）1 项、"十三五"国家重点研发计划项目 1 项；获得各级各类奖励 1182 项。学校培养的博士撰写的学位论文分别于 2008 年和 2012 年获得教育部、国务院学位委员会"全国优秀博士学位论文"奖。学校教学科研设备总值达 3.7 亿元，有超导核磁共振波谱仪、超高效液相色谱 – 质谱联用仪等一批大型精密仪器设备。在中药血清药物化学研究、中药天然药物药效物质基础研究等方面处于国际先进水平，在方剂配伍规律、针灸作用机理研究和中医药治疗内科、妇科、肾病等重大疾病的临床研究方面处于国内领先水平。

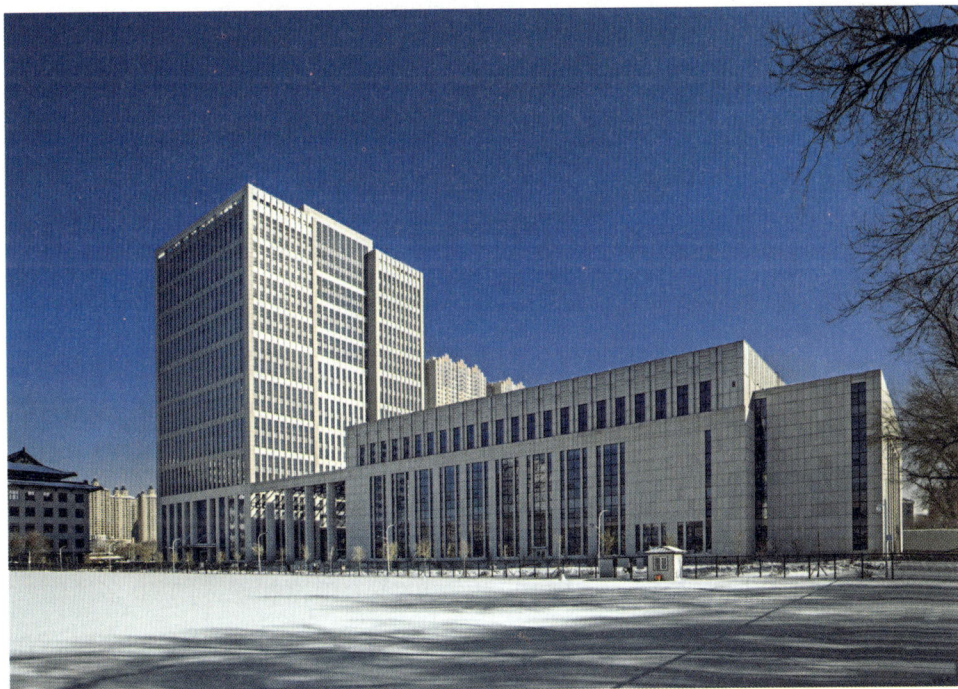

黑龙江中医药大学新临床教学楼

学校附属第一医院（第一临床医学院、护理学院）为国家中医临床研究基地建设单位、全国示范中医医院。附属第二医院（第二临床医学院、针灸推拿学院、康复医学院）是黑龙江省首家获得国家药物临床试验机构认定的中医院，为全国首批现代化中医院建设单位，占地面积40万平方米，规划设置1万张养老养护康复床位的哈南分院"医养结合"项目正在有序推进。附属第三医院（原黑龙江省电力医院）划转工作顺利完成，正在规划建设全省乃至全国一流的三级甲等中西医结合医院。三所附属医院现有床位3100张，有国家重点专科 19 个、省级重点专科 20 个，年门诊量 150 余万人次，实现业务收入 14 亿元，树立了全省中医药事业发展的旗帜，为保障龙江人民身体健康，推动医药卫生事业改革发展做出了积极贡献。

学校现有教职工 3820 人（校本部 869 人），其中具有教授、副教授职称的专任教师 626 人、博士生导师 113 人、硕士生导师 478 人。学校拥有东北三省唯一一家药物安全性评价中心，建立了黑龙江省中药材 GAP 研究中心，现为"省医药工业校企合作专业委员会"牵头单位。以清河中药材种子种苗繁育基地为核心，规划建设的"中国北药园"项目，成功获批全国首届国家中医药健康旅游示范基地。学校连续两届获聘教育部高等学校中药学类专业教学指导委员会主任委员单位，成为全省唯一获聘教指委主任委员单位的省属本科高校。学校还是世界中医药联合会中药化学专业委员会、中药鉴定专业委员会和生殖医学专业委员会会长单位，是中国中药协会理事会常务理事单位，中国中药协会方剂学分会主任委员单位，中国针灸学会副会长单位，全国中医药高等教育学会副理事长单位。

学校具有接收外国留学生和港澳台学生学历教育资格，是教育部首批批准招收来华留学生院校之一，已同世界上 30 多个国家和地区的 40 多所医学院校或研究机构开展教育、医疗、科技合作与交流，目前学校长期国际合作项目 140 项，接受国外来访学者 500 多人，培养外国留学生及港澳台学生 5000 多人。学校与英国伦敦南岸大学、哈尔滨师范大学联合创办的世界首家中医孔子学院连续 5 年被教育部、国家汉办评为"先进孔子学院"，并成为全球首批"示范孔子学院"。

学校创办"龙江中医讲坛"，多次承办大型国际学术会议，与俄罗斯阿穆尔国立医学院连续举办十五届"中俄生物医药论坛"，并联合发起成立中俄中医药创新发展联盟，组建中俄中西医结合学院，共同申报国际合作项目，全力打造进入世界一流学科的中俄中西医结合学科。学校与澳大利亚阿德莱德大学合作创办全球首家传统医学研究院；与美国中药联商会合作创办黑龙江中医药大学美国分校，成为全球首个在海外开设中药学学士学位课程的机构。

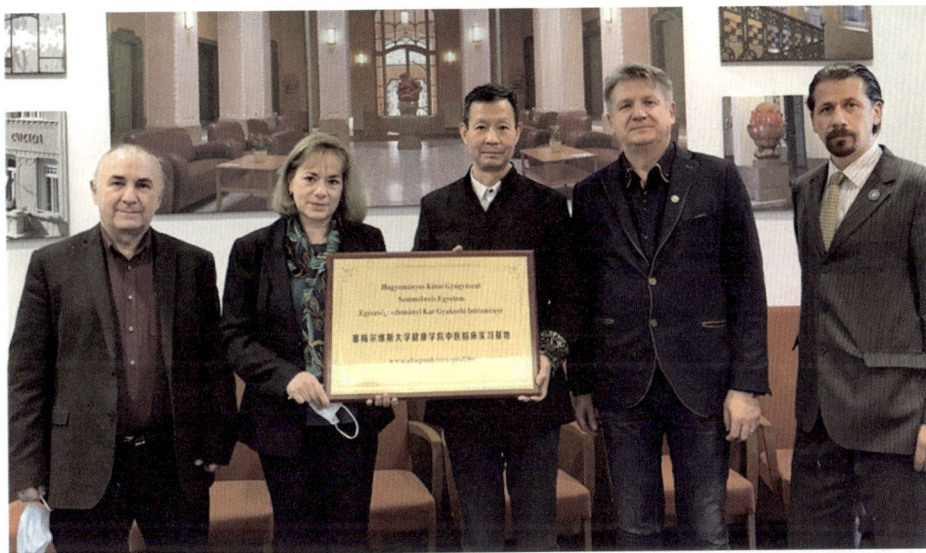

2021 年 2 月 8 日，塞梅尔维斯大学健康学院院长特尔奈伊·高比里埃劳（左二）向黑龙江中医药大学匈牙利分校中方校长于福年教授（左三）授牌，将他的两个中医诊所作为健康学院中医学临床实习基地

　　学校与匈牙利塞梅尔维斯大学合作在布达佩斯开设分校，培养了一批匈牙利本土中医人才，为推动匈牙利中医成功立法起到了至关重要的作用！在此基础上，学校还被确定为中匈两国政府项目"中国—中东欧中医药中心"建设单位。2017 年，中国相关领导出席了在塞梅尔维斯大学举办的中匈中医药教育合作系列活动，听取了两所大学的合作情况及中东欧中医医疗教育培训中心筹建情况的介绍，还参观了该校中医药教室，观看了学生运用中医治疗头痛的临床实习，并为中医药中心教学大楼奠基。

　　2019 年，匈牙利著名医生塞梅尔维斯的雕像在黑龙江中医药大学落成。同年，龙江医派传承工作室匈牙利工作站在塞梅尔维斯大学健康学院揭牌。

　　黑龙江中医药大学秉承"勤奋、求真、博采、创新"的校训精神，以弘扬中医药文化、造福人类健康为己任，以大医精诚、止于至善为依归，努力建设成为在国际上有一定影响力的中医药大学。

（于福年）

第六章

塞梅尔维斯大学健康学院
中医教育培训模式

　　塞梅尔维斯大学健康学院于 2010 年启动"中医（针灸推拿）专业"，这同时也是黑龙江中医药大学分校开展培训教育工作的时间。这是一个接受十个学期的全日制课程培训，毕业时授予中医学士学位的中医学专业。前八个学期，学生在匈牙利学习中医学和西医课程，最后两个学期在中国进行临床实习。中医课程由黑龙江中医药大学任命的教师授课，而西医课程则由塞梅尔维斯大学健康学院的教师授课。

　　在匈牙利，与欧洲和北美的教育模式一样，基本上也存在两种与中医有关的培训模式。一种是针对医生或大学毕业的保健专业人员的研究生兼职针灸培训，通常为 100 ～ 400 课时。另一种是"中医"或"传统针灸"的本科培训，通常为 3000 ～ 5000 课时。世界卫生组织在两个单独的培训标准中为"针灸"和"中医"的教学提出了建议，并在其中概述了这两种主要模式。

　　两者之间的本质区别在于，在前一种模式的培训中用较少的时间教授中医知识，通常只专注于针灸方面的内容。而后一种模式的培训内容则更为全面，除针灸外，还提供中医本草疗法的临床应用教学，更加深入地介绍中医研究必不可少的经典文献。在下文中，我们将介绍后一种模式，即中国国内中医药大学的培训模式。我们将简要地介绍它的发展史，然后详细地讨论其培训的目的和要求。

◎ 中医教育发展史概论

　　中国国内至今仍在使用的中医经典文献，最晚于公元前 2 世纪就被用在师徒性质的教育活动中。自公元 7 世纪起，中国的官方政府就进行正规（五年）医学培训。在 11 世纪，北宋校正医书局校订过的中医著作经印刷后开始传播。16 世纪中叶，西方医学传入中国，中国第一个西医教育机构便于 16世纪末建立，而且是给外国人开设的。在 19 世纪中叶，传教士创建的医学培训机构出现，可以说是西医培训机构在中国的正式登场。在 19 世纪末和 20 世纪初，中国国内首次出现具有欧洲教学大纲和学科结构的中医培训，其中也系统地教授西医知识。1956 年，中国在北京、上海、成都和广州建立了四所中医学院，这些学院将中医药作为现代大学教育体系的一部分进行教学。大学中医药本科教育最初是四年制，从 20 世纪 90 年代起变成五年制。自 1979 年起，在中医各个领域都有硕士和博士学位的课程。自 20 世纪 70 年代末以来，来自国外的学生进入中国的中医药大学接受教育，他们最初只修读短期课程，但如今已经可以看见攻读博士学位的外国学生了。中医培训走向海外始于 21 世纪初，其成果是，促使许多中医药大学在国外都开设了分校。

◎ 中国的中医药高等教育

中华人民共和国（1949 年）成立后，中国传统医学与现代医学具有同等的地位，时至今日仍然如此。中国有单独的中医专科医院，但一些西医医院里也设有中医科室。大学里的情况也与此类似，有中医药大学和现代医学大学。在中医药大学，中医内容的教学之余，学生也会学到很多来自现代医学的知识。在现代医学大学中，也设有中医系和中医课程。从所有的这一切可以看出，在中国，两种医疗体系的结合在医疗系统内以多种方式实现。中医提供了 10% 至 20% 的保健服务。在中国，大学教育分为三个部分：学士学位、硕士学位和博士学位。对于中医师而言，授予学士学位的大学本科教育是五年，随后是分别各为三年的硕士和博士学位课程。中医的基础培训主要有三个专业方向：中医专业、针灸推拿专业、中西医结合专业。中医药剂师和护士的培训是分开进行的。除大学教育外，还有中职学校和中专学校，教育年限均为三年。

截至 2015 年年底，中国有 42 所高等中医药院校，其中独立设置的本科中医药高等院校为 25 所。有 200 余所高等西医药院校或非医药院校设置中医药专业，在校学生总数达 75.2 万人。硕士授予权单位 46 个，博士授予权单位 17 个。当前中国高等教育的目标是创建大型的普通大学，因此传统的中医药大学也在不断发展，在校内建立了非中医药专业的学院和非中医药专业。中医药大学除传统中医课程外，还提供西医、工程、人文和行政管理专业的培训。将重心放在多领域的长远培训上后，大学内七年制本科和硕士连读变得越来越普遍，培训的质量则由国家认证标准来保证。此外，全国各地有很多中医药中等专业学校，为数众多的卫生学校里也开设有中医药课程。

◎ 中医教育的要求

下面我们将介绍教育部和隶属于国家卫生健康委员会的国家中医药管理局共同印发的《本科教育中医学专业中医药理论知识与技能基本标准》中的指导原则。中医教育最基本的目标是培养适应性强、创新性强、实用性强的中医医生，他们应充分了解中医的理论体系，对中医的诊断和治疗方法在行，掌握复杂且结构合理的中医知识体系，有能力完成治疗、教学和研究任务。在中医系，对五年本科生的基本要求是，学生要系统地掌握中医基础理论、基本知识和技术；掌握部分西医知识、治疗和诊断方法；了解中医的临床思想，获得临床实践经验，能够将中医药和现代医学方法应用于常见疾病、流行病的治疗和预防中，能够在常见紧急情况下提供基本护理，具有一定程度独立获取知识的能力和研究能力，最后要拥有较高水平的外语和计算机应用知识。学生如果通过毕业考试，将获得医学学士学位。

对针灸推拿专业五年制本科生的要求相似，但有所不同。在这里，要求学生系统地掌握中医尤其是针灸和推拿以及现代医学的基础理论、基本知识和技术，并能够运用于常见病和流行病的治疗以及预防和康复之中。具备一定的独立获取知识的能力并参加基本的临床研究。毕业考试合格的学生获得学士学位。

中医教育的专业培养目标如下[①]：

（一）掌握相关的人文、社会科学知识和方法论，特别是对中国传统文化有决定性影响的哲学、语言学和历史知识，并将这些知识应用于后续的研究和临床实践中。

（二）掌握中医学的基础理论以及中医诊断、中药、方剂、针灸、推拿等基本知识与基本技能。

（三）掌握中医经典文献理论，了解中医学术思想发展历史和主要学术观点。

（四）掌握中医临床诊疗基本知识，并将其运用在常见病的治疗中。

（五）掌握中医保健、预防和康复方面的知识。

（六）掌握现代医学的基本理论和临床知识。

（七）掌握药理学基础知识和合理的临床用药原则。

（八）了解心理学和医学伦理学的基本知识。了解有关缓解疼痛、减少发病率和残疾发生、心理康复以及提高生活质量的知识。

（九）了解预防医学和普通医学的知识。了解传染病的发生、发展和传播的基本规律及其预防原则，了解中医医生作为普通医生的任务和工作方法。

（十）了解卫生法规。了解国家卫生政策。

在临床技能方面，中医培训旨在培训以下专业人员：

（一）能够全面、系统、准确地将中医理论体系和实用方法应用于患者检查、病史采集、病历书写及语言表达。

[①] 在中华人民共和国当前的教育方法中，根据知识的重要性将知识的学习分为多个层次。为了准确地介绍这个体系，我们遵循以下做法："掌握"专业上最重要的知识，"了解"属于专业的核心知识但相对于前者而言为次要的知识。（两个词汇对应的英文翻译为"master"和"understand"。）

（二）能够根据辨证论治[①]，将中医的草药、针灸和推拿疗法用于常见疾病的治疗。

（三）具有用临床医学知识和方法进行系统性体格检查的能力。

（四）能够在常见疾病的初始诊断和初级治疗中合理选择现代医学诊断和治疗方法。

（五）能够在常见的有生命危险的紧急情况下做出决定并确保基本的治疗。

（六）能够与患者及其亲属有效沟通。能够与同事和其他卫生专业人员进行沟通和合作。

（七）能够对患者和公众进行保健、预防性知识的普及和培训。

（八）能够进行现代数据处理。能够使用图书资料和计算机数据库以及互联网资源研究医学问题以及获取新知识。

（九）能够阅读中医经典文献，能够搜索、整理和分析临床案例和其他科学资源。

（十）能够用一种外语阅读科学出版物并用外语进行交流。

◎ 中医教育课程结构

根据《本科教育中医学专业中医药理论知识与技能基本标准》，中医本科教材按以下主题划分：①人文和社会科学课程，这些不属于专业知识。②中医专业知识课程。③现代医学专业课程。非专业普通课程包括外语、医学伦理学、法律基本知识、道德教育、体育、哲学、政治思想课程等。下面的表1和表2列出了所规定的中医教育专业课程和实践。

---

① 辨证论治：中医最具特色的诊断和治疗方法。辨证，就是根据四诊所收集的资料，通过综合分析，辨清疾病的病因、性质、部位以及邪正之间的关系，概括、判断为某种性质的证。论治，是根据辨证的结果，确定相应的治疗方法。这一概念与鉴别诊断不可混淆。

表 1　中医培训基础专业课程

中医专业	
现代医学课程	医学生物学、解剖学、生理学、病理学、微生物学、免疫学、药理学、医学遗传学
中医课程	中医入门、经典医学文献入门、中医基础理论、中药学、中医方剂学、阅读《黄帝内经》、阅读《伤寒论》、阅读《金匮要略》、阅读《温热论》、中医诊断
针灸推拿专业	
现代医学课程	医学生物学、解剖学、生理学、病理学、微生物学、免疫学、药理学、医学遗传学、神经定位诊断学（神经病学）
中医课程	中医理论基础、中药学、中医方剂学、阅读《伤寒论》、阅读《金匮要略》、穴位和经络学、穴位解剖学、针刺和艾灸技术、推拿技术

表 2　中医培训临床课程

中医专业	
现代医学课程	内科、外科、妇产科，儿科、急诊医学
中医课程	中医内科、中医外科、中医妇科、中医儿科、中医创伤科、针灸、推拿疗法
针灸推拿专业	
现代医学课程	内科、外科、妇产科、神经内科、康复医学
中医课程	中医内科、中医妇科、中医儿科、中医创伤科，针灸疗法、推拿疗法

　　下面我们将介绍作为中医药大学教育核心部分的中医专业课程。 中医药科目可以分为以下几类：①中医基础课程。②经典文献课程。③临床中医课程。

　　中医基础课程包括中医基础理论、中医诊断学、中药学、中医方剂学和包括这些内容的整合课程。经典文献阅读课程包括阅读《黄帝内经》《伤寒杂病论》《金匮要略》《温热论》以及包含这些内容的整合综合课程。中医临床课程包括中医内科、中医外科、中医妇科、中医儿科、针灸、推拿治疗、中医整骨学和骨伤学。

　　下面我们将按照根据《本科教育中医学专业中医药理论知识与技能基本标准》制定的《世界中医学本科（CMD 前）教育标准》（World Standard of Chinese Medicine undergraduate Pre-CMD Education）对中医主要课程的内容

进行简要介绍。

◎ 中医基础课程

（1）中医基础理论

课程目标：系统掌握对人体生理和疾病进行解释的基本理论学说。通过掌握中医基础理论，学生应该能够分析、决定和解决临床实践问题。

课程要求：掌握主要的理论学说（阴阳、五行、藏象、经络、气血津液、病因、病程规律、预防等）。

（2）中医诊断学

课程目标：掌握中医的基本检查和诊断知识，实际应用"四诊法"；掌握以辨证论治为基础的中医方法论的基本知识，目的是使学生能够将中医辨证论治用于常见疾病的临床分析。

课程要求：掌握中医诊断方法即所谓的"四诊法"，尤其是观察患者的舌苔和切脉；掌握对诊断过程中获得信息进行处理的方法，即所谓的"辨证论治"及其主要分类（八纲辨证、气血津液辨证、脏腑辨证、六经辨证、卫气营血辨证、三焦辨证、经络辨证）；了解中医病历管理原则、门诊患者病历和住院患者病历的类型以及病史、诊断结果记录要求。

（3）中药学

课程目标：掌握中药学的基本理论和中药的分类方法；掌握临床常用或具有代表性中药的性能、功效、应用方法的相关知识；根据症状和疾病，朝中药的选择和配伍迈出第一步。

课程要求：掌握中药学的基本理论知识（药性、归经、升降浮沉、毒性）及其临床意义；掌握中药的配伍和配伍禁忌的基本原则；了解中药的炮制目的及其方法，以及中药调剂；掌握药物类别的基本概念、临床应用、配伍和配伍禁忌；掌握 140 种常用中药的性能、功效、适应证、中药配伍、特殊用法、剂量和用药禁忌；了解另外 40 种常用中药的性能、功效、适应证和典型用法；掌握 20 种常见的功效相似中药的区别。

（4）方剂学

课程目标：掌握方剂配伍规律和代表性的配方。了解中医方剂著作者的思想和配伍方法。迈出分析和应用中医方剂的第一步。

课程要求：掌握方剂与治法之间的关系、方剂的结构及其变化规律；了解一些处方的适应证和禁忌证；掌握 80 首常用方剂的组成、功效、适应证，掌握一些方剂的组合特点及禁忌；了解另外 40 首方剂的组成、功效、适应证和一些方剂的组合特点。

○ 中医临床课程

（1）中医内科

课程目标：掌握中医内科疾病的基本诊断、治疗知识和技术，以及常见内科疾病的病理、病程和基于辨证论治的治疗；学生能够在实践中应用"四诊法"，开具内科常见病处方。

课程要求：掌握中医辨证论治的主导原则、中医内科治疗的基本原则和主要治疗方法；掌握 30 种疾病的定义、病因、病程、诊断标准和基于辨证论治的治疗；了解另外 7 种疾病的定义、病因、病程、诊断标准和基于辨证论治的治疗；了解 11 个疾病组的鉴别诊断。

（2）中医妇科

课程目标：掌握"四诊法"和辨证论治在中医妇科临床上的应用，以及妇科的治疗原则以及药物和处方的使用；掌握常见中医妇科疾病的病理、病程和基于辨证论治的治疗。

课程要求：理解脏腑、经络与月经的关系，掌握月经、妊娠、分娩、产后的正常和异常特征，掌握女性身体正常和异常的特点；掌握中医妇科的主要治疗方法；了解妇女保健的基础知识；掌握 16 种妇科病的定义、病因、病程、诊断和鉴别诊断以及基于辨证论治的治疗和预后；了解另外 8 种妇科病的定义、病因、病程、诊断和鉴别诊断以及基于辨证论治的治疗后；了解妇科常用的诊断技术及其适应证、禁忌证和临床意义。

（3）中医儿科

课程目标：掌握"四诊法"和辨证论治在儿科临床上的应用，中医儿科的治疗原则以及药物的使用；掌握常见中医儿科疾病的病理、病程和基于辨证论治的治疗。

课程要求：掌握儿童的生理和病理特征以及儿童喂养和保健的方法；根据辨证论治，掌握18种常见儿科疾病的病因、病程和基于辨证论治的治疗；掌握6种儿童传染病的病因、病程和基于辨证论治的治疗，以及相关的预防和流行病学知识；了解另外13种小儿疾病的定义、诊断和治疗原则。

（4）针灸[①]

课程目标：掌握有关经络、穴位、针刺和艾灸[②]技术的基本理论和知识，掌握在针灸临床中所采用的诊断程序、辨证论治和治疗原理的特点，以及常见病的治疗。

课程要求：掌握针灸感染防控技术；掌握"十四条经络"的位置和经络不通时的症状表现，掌握穴位的类型和定位方法；掌握130个常用穴位所属经络、定位、适应证和针刺技术；掌握针灸针刺技术和艾灸技术的基本知识及其实施操作；了解个别技术的适应证和禁忌证；掌握针灸治疗的基本原理，以及针灸处方的编制规则和穴位组合；在针灸临床实践中掌握经络辨证、八纲辨证和脏腑辨证的应用；了解特定穴位及其临床应用；掌握20种常见疾病的辨证论治和针灸疗法；了解另外19种疾病的针灸治疗。

[①] 在中医专业中，针灸知识在一个复杂的课程中进行教授，而在被视为该专业特殊专业方向的"针灸和推拿学"专业中，该课程又分为三个独立的课程："经络腧穴学""针法灸法技术"和"针灸疗法"。这两种情况中，主干知识都是相同的，但在后一种情况中，课时数会更多，需要掌握的知识也更多。应当指出的是，在"针灸和推拿学"专业的培训课程中，前两个课程属于典型的基础课程。
[②] 针灸一词由两个词各取一字组成："针刺"的"针"与"艾灸"的"灸"。因此，艾灸可被视为针灸的组成部分。

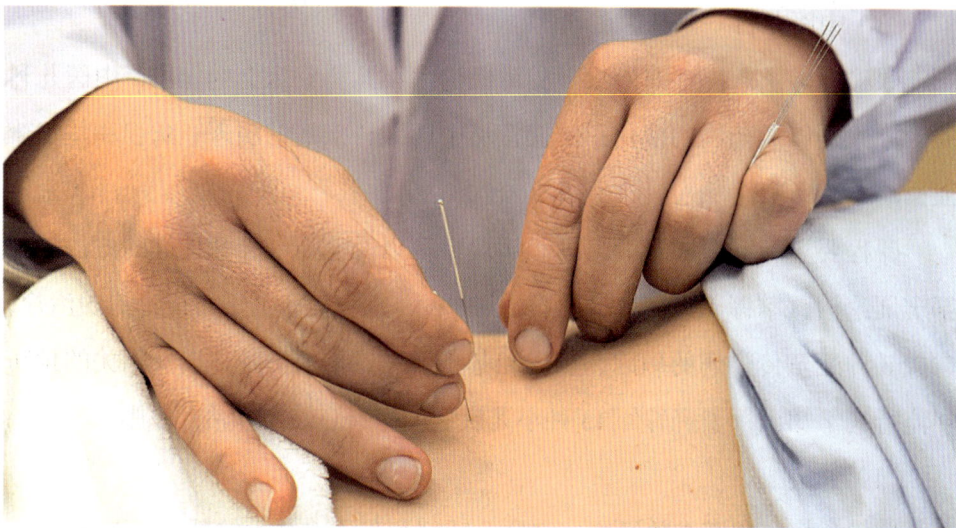

针灸

（5）中医推拿学 [1]

课程目标：掌握基本的推拿治疗技术的标准实施操作，以及在常见疾病的治疗中采用的中医推拿诊断和治疗原理。

课程要求：掌握推拿疗法的适应证和禁忌证；了解推拿事故的预防和治疗；了解推拿的作用原理、治疗原理和常用的检查方法；掌握软组织手法操作的基本类型，手法的技术要求及其在人体不同部位的应用；掌握松动术的技术要求及其临床应用和禁忌证；了解中医儿科按摩的常见刺激点和操作技巧；掌握8种常见病的发病原因、病程、检测方法、诊断和推拿治疗。

（6）中医骨伤学

课程目标：掌握中医骨伤学的基本诊断和治疗知识，以及常见骨创疾病的诊断和基本护理。

课程要求：掌握四肢、脊柱、骨骼肌、主要周围神经和血管的解剖结构

---

[1] 推拿学的知识在中医专业的一个复杂课程框架内进行教授。在"针灸和推拿学"专业中，该课程分为两个独立的课程："推拿治疗技术"和"临床推拿治疗"。在这两种情况中，主干知识都是相同的，但是在后一种情况中，课时会更多，并且需要学习更多的知识。

和特征；掌握四肢、关节和脊柱的常用临床检查方法以及神经系统的功能监测，熟悉辨证论治在中医骨伤科疾病诊疗中的应用，以及损伤的病理、病程和损伤类别；了解损伤的药物治疗方法以及常用药方；掌握常用固定技术的原理和应用；熟悉中医创伤的外部治疗方法；掌握11种骨折、5种扭伤和15种软组织损伤疾病的定义、分类、特征，以及可能的并发症、诊断和治疗原则；了解骨折的愈合过程、典型的持续时间及影响因素；了解康复功能锻炼的应用。

（7）中医经典文献课程

课程目标：掌握《黄帝内经》《伤寒杂病论》《金匮要略》以及温热学派的著作中描述的思维方式、理论体系和治疗方法；了解比较重要的文献内容；以经典文献中描述的理论为基础，为临床工作奠定基础；培养经典文献的阅读和基本的文献分析能力。

课程要求：

①《黄帝内经》

培养把最重要的中医经典著作中提出的理论和方法应用于临床实践的基本能力；掌握文献中描述的唯物主义及自然科学的生命观、心理观、疾病观、治疗观和养生观；了解文献中描述的具有重要临床意义的7类疾病的病因、病程、临床表现、辨证论治方法和治疗程序。

②《伤寒杂病论》

掌握这本最早的中医临床著作中记载的分类体系（六经辨证）的应用；培养准确应用文献中描述的诊断和治疗方法的能力；掌握六经病及其主要相关病症的病理、症状、病程、治疗原理以及处方和用药；掌握在临床上灵活运用文献中所述的治疗原理的能力；了解文献中收录的一些特殊药物和处方的使用程序及其补充方法；从文献最重要的部分中了解90～100个段落。

③《金匮要略》

掌握文献中作为指南的药物运用观点、基于整体观念的辨证论治的疾病治疗模式；掌握文献中预防、病理、病程、诊断和治疗的基本原则；从文献所载的疾病中掌握 22 种较为重要的疾病；了解另外 6 种疾病的基本定义、病理、病程、分类、治疗原则、辨证论治、方剂开具、药物使用、补充方法和预后因素；掌握文献中记载的常用方剂的组成、功效及其特殊的炮制工序；了解文献最重要部分中的 50 个段落；培养准确运用文献中记载的诊疗方法的能力。

实践教育

中医教学把重点放在早期临床培训上，持续不断的实践旨在帮助学生掌握中医典型的临床思维方法。本着这种精神，从大学第一年开始，每个科目都有实践的部分。四年级学生的四分之一学年，五年级学生的整个学年都将进行临床实践（表 3）。

表 3　中医培训临床课程

中医专业
四年级在中医内科实习 9 个星期
五年级在中医内科、外科、儿科和妇科临床实习一年
针灸推拿专业
四年级在中医内科、针灸科实习 9 个星期
五年级在中医内科、中医妇科、针灸推拿科、神经科和康复科实习一年

【总结】

在以上内容中，我们详细介绍了大学的中医本科教育。这种中国大学的培训模式有机地融入了对中医具有决定作用的历史传统之中，但同时又通过多层面整合了传统医学的知识。因此，这个模式是世界范围内进行中医高等教育的基础，世界卫生组织编写的《传统中医培训基准》也将其作为基础。在这个体系中，可以培训出精通中医理论和实践的专业人员。真正正规的中医教育可以促进安全的中医临床应用，以及对中医方法进行更精确的科学研究。

（欧劳维茨·马克）

第七章

通过崎岖之路抵达纯净的源泉

——中医和卫生行政管理的四十年

卫生保健方面的几乎每一个要素和细节，都会不可避免地以某种方式与卫生行政管理的某种措施发生联系。

在过去的数十年里，中国传统医学在匈牙利所经历的发展过程既有教训又有经验。在经历了这些事件之后，中医和中医的从业者们才走到了今天这步。中医是有千年历史可回溯、可依赖，且把理论和实践以非常复杂的方式进行了融合的医疗形式。中医的英文叫 Traditional Chinese Medicine（TCM），以前匈文叫 hagyományos kínai orvoslás，最近这些年叫 hagyományos kínai gyógyászat。

我们可以把 20 世纪 80 年代初至今的这几十年分为三个主要时期，这三个时期在法律环境、卫生政策基础、行业领导的观念和职业志向、实现利益的机会的形式和程度上均有所不同。

在这三个时期之间有两个短暂的过渡期，从中医的角度来讲非常重要，其特点是立法方面的变化，这些变化也重塑了人们的观念和专业管理实践。

1996 年至 1997 年，匈牙利出台了至今也依然有效的《卫生法》，与自然疗法相关的法规，政府关于提供医疗保健服务营业执照的法规，以及与此有密切联系的最低限度专业条件的法规。

2013 年年底，匈牙利政府对《卫生法》第 104 条进行了修改和补充，这为那些没有西方医学学位但已经接受至少 5 年高等教育并获得中医证书或文凭的医师们提供了行医合法的可能性。短暂的等待之后，政府和部长颁布了必要的法令。

简而言之，我想回顾一下每个时期较为重要、较为有趣，事后回想起来也很有特点的事件。

◎ **20 世纪 80 年代至 1996 年**

在中医的治疗方法和程序中，专业人士和一般公众在那时甚至在现在听得最多的应该是针灸，并且也认为针灸最为重要。在 20 世纪 80 年代上半叶，匈牙利应用这种方法的机会很少。因为缺少任何形式的书面文件，我们任职时间最长的卫生部长对此疗法抵触的态度是众所周知的。虽然没有明文禁止，但在当时针灸的治疗方法也不会被认为是可以容忍的。但有时，从业者们在自身生存受到威胁的情况下，仍旧会从事针刺疗法及其作用机理的研究。有一位生物物理学家，他获得的第二个文凭就是医学文凭，他在医学专业上的执着令人尊敬。

他对于针灸专业（和对患者的）兴趣最终让匈牙利卫生部、匈牙利生物物理学会和医学继续教育大学之间进行了长期磋商，最终医学继续教育大学开始提供针灸培训。当然，这个培训只针对专业医生。为此，匈牙利卫生部领导对少数几个享有声望的中国中医专业人员颁发了特殊许可证，允许他们在匈牙利行医。但是，创办针灸系专业仅以意愿的形式停留在了倡议者的意图层面上。

匈牙利针灸医生协会于 1989 年成立（1993 年成为匈牙利医学会联合会会员），如今已有数百名会员。到 20 世纪 90 年代初，中医学中作为"旗舰"疗法的针灸治疗进入了相对平静的水域，因为所有的专业医生在完成大学培训且考试合格后都可以在自己的专业领域应用这个疗法。正如医生可以应用其他的任何一种疗法一样，只要符合当时的科学认识，了解其作用机制、适用的专业规则以及该疗法的风险，并且具备经过验证的技能和经验，医生就可以使用针灸疗法进行治疗。

在制度更迭的动荡年代，无论是国家的政策还是部门的政策，都没有把解决中医或其分支领域的问题视为其应解决的任务。在"自然疗法"的旗帜下，各种各样的奇迹医生、奇迹药物、奇迹器械、萨满巫师、远程医疗等开始以前所未有的方式传播开来，通常远远超出了欺诈和骗术的界限。在面临大量不知真假、具有误导性的请求，且缺乏适当、可采用的法规的情况下，采取任何行动都是非常困难的，等待的时间也非常漫长。同一时间，替代性的疗法变得更加时尚而且更赚钱，这也开始侵蚀民众对中医的兴趣和信任。

总体而言，当时在匈牙利，自然疗法领域具有不受管制、自发性和自治性的特点，具体表现在以下几个方面。

自然疗法师，是自认为使用自然疗法进行治疗的人。自然疗法，是从事者自认为他的疗法就是自然疗法。自然疗法的工具或设备，是使用者或制作者认为那就是自然疗法的工具或设备。很明显，在缺乏卫生部门进行适当管控的情况下，没有人对他们采取行动。真诚地相信自己的疗法管用的"治疗师"，会与不道德的骗子并肩工作。

1991 年 12 月，卫生科学理事会全会发表意见指出，只要存在无法治愈的疾病和未满足的需求，患者转而寻求传统治疗的意愿是可以理解的，但对那些滥用居民和患者的信任，利用信息欠缺行骗的行为以及不诚实、唯利是图、蛊惑人心的行为必须加以限制。

但是，1991 年后，在国家公共卫生和医务官服务局成立后的好几年里，情况也并没有发生好转，因为与卫生防疫站（KÖJÁL）时期相比，在全新的卫生管理任务中，政府首先要与卫生机构和服务部门打交道。在处理夺人眼目、引发投诉的事件之余，国家既没有时间也没有资源去应付浑水摸鱼的人，也不可能就与健康有关的似是而非的说法做出具体决定。这些说法包含着许多隐秘的或者模糊的"治疗"程序，即使在今天也是如此，而且与基于证据的自然科学不相容。

◎ 1996 年至 1997 年

在这两年里，匈牙利颁布了一些重要的卫生法规（数量非常之大，修改了近 1000 个条款）。从本质上来讲，这些今天依然有效的法规，其重要性不亚于它们诞生之时所代表的意义，它们从根本上决定了匈牙利日后的日常卫生保健工作。其中有些法规也涉及了中医及其专业环境，并且并非偶然。

1996 年颁布的法规有政府关于提供医疗保健服务营业执照的 1996 年第 113 号法令。该法一直生效至 2003 年，后被更详细的、时至今日依然有效的政府 2001 年第 96 号法令所取代，该法令详细地规定了提供卫生服务的普通条件和申请营业执照的程序。

根据这些法规，未经卫生当局的许可，一般人不得从事卫生保健活动或向患者提供卫生保健服务。

同年，关于行医人员、器材和职业环境（最低）条件的法规制定工作开始了。如果没有遵循这个法规，则无法获得政府颁发的营业执照。但是，应该指出的是，在几乎全部的情况下（有时会延长多次），立法者都提供了确保达到条件要求的最后期限。

第一个是卫生部 1996 年第 19 号法令，该法令仅涉及少数（尽管非常重要）的行业。到 2004 年，经过多次修订后，该法令已包含 124 个行业的详细营业条件。但是，那时我们在其中依然找不到与中医有关的条例。

多年后，政府出台了一个参考性法令，把医疗条件交由各州的首席医务官来决定，"中医"这一词条进入最低条件之列则要更晚一些（2012 年）。除了"雷声大，雨点小"外，该法令的意义在于，规定了只有专业医生或顺势疗法医师才能成为中医的从业者。这样，我们就走在了 1997 年这个"奇迹之年"的法规之前。

1997 年 3 月 5 日，政府 1997 年第 40 号法令颁布（但要在 4 个月后才生效）。这是第一部关于自然疗法的正式法规，它规定自然疗法的从业人员要参加适当的培训，并且要有考试合格的证明文件。

具有卫生专业资格的人员，只能在国家承认的高等卫生培训机构的培训框架内参加考试。对于取得豪伊瑙伊·伊姆雷健康科学大学或其前身医学继续教育大学颁发的完成"针灸初级培训课程"并且考试合格的人，该法令允许他们从事针灸工作而不必再参加其他考试。

没有卫生专业资格，但至少拥有高中文凭的人，必须参加卫生基本常识课程并完成考试。

作为迄今依然有效的硬性法律要求，该法令规定：患者必须进行初步的专科检查或经专科护理，或者咨询相关领域的专科医生后，自然疗法的从业人员才能给他们实施治疗。

另外，政府将详细的专业和程序法规的制定权，交给了主管卫生的部长。

这个行业的基本法规就是福利部 1997 年第 11 号法令。

该法令在附录中列出了可从事的自然疗法活动，一类是可由医生从事的活动，另一类是可由非医生从事的活动。前一类活动中包括中医，这在匈牙利的立法史上属首例。长期以来，只有医生在研究生培训的框架内严格掌握有关知识后才能从事这种活动。

该法令对于医疗能力的界限做了灵活处理，它没有进行列举，而是把所有的治疗程序或方法都归到这里。在培训方面，由医科大学组织课程并考试或者进行认证。球传给了大学，让大学来讲授那些用委婉的说法来说，是在科学有效性上值得怀疑的内容。另一方面，并非所有有根据的疗法都是有效的，反之亦然。至今，关于在大学的框架内进行的自然疗法课程和证书的新闻都还是很少——只有中医是个例外。

这些法规"前前后后"划定了尖锐的界限，因为从此以后"自然疗法"或其分支只能是附件中被命名的活动，自然疗法师只能是参加课程、考试合格后持有可信赖证书的人。颁发营业执照并进行核查工作的卫生当局已处在了一个更好的位置上。

1997 年第 154 号法律《卫生法》是卫生法规等级中的顶峰。这项法律是在这一年的最后一天诞生的，取代了已经生效 25 年的老《卫生法》。这项篇幅非常大（247 条），包含新观点的法律，在很多方面（患者权利、与精神病患者有关的规定、人类繁殖、个人护理条件等）进行了详尽的基础法层面上的规范。

当时，有几个地方对中医尤为重要，在广义上对整个自然疗法也是重要的。在诸多概念中，"卫生服务"和"卫生服务提供者"值得强调。对于前者，法令用了最长的一句话来阐明哪些活动属于医疗服务，谁算是卫生服务的提供者。最后，未经卫生当局的许可（和监督），什么人不可以接触患者。阅读这些段落，很明显，中医就被归在需要许可和监督的类别中。

该法律没有使用自然疗法，也没有使用中医这样的字眼，而是在第 104 条写道：

（1）非常规的疗法和提高生活质量的疗法（以下简称"非常规疗法"）旨在对健康产生有益的影响，预防疾病，保护人们免遭危害或损害健康的因素侵袭。

（2）非常规疗法是基于不同的健康观和疾病观，不同于常规的、有自然科学基础的疗法。非常规疗法根据单独的法规规定，是常规疗法的补充、替代和改善生活方式的疗法。作为替代疗法，非常规疗法只能在正规医生的监督下方可应用。

（3）非常规疗法的范围和完成某些活动所必需的条件由单独的法规规定。

（4）在应用非常规疗法的过程中，在保障患者权利、提供信息和文件的义务以及疗法操作人员的权利和义务方面，必须执行第二章和第四章中的规定。

到 1998 年年初，情况已经明朗化了，中医作为非常规疗法（也可以叫自然疗法），只要专业课程的考试合格并取得证书，由（当时的）国家公共卫生和医务官服务局颁发许可证后就可以自由地从事中医医疗活动。但是，这仅适用于取得匈牙利（或本地化的）医学文凭的人。在其他的情形下，中医对卫生当局来说是难以理解和难以管理的。因此，那些在中国的大学经过 5 年培训掌握了传统中医学治疗方法的人，由于其文凭不能本地化，他们依旧无法在匈牙利运用他们的知识和经验进行行医相关的工作。

◎ 1998 年后

然而，由非欧洲人进行的中医治疗在"暗中"慢慢地渗入匈牙利。匈牙利有了越来越多的中国定居者，其中就包括中医师。毫无疑问，在最初的时候中医师给中国侨民提供了他们所了解和需要的治疗。和其他任何事情一样，这些活动不可能永远处于保密状态，匈牙利的公众慢慢地也"习惯了"来自远方的，看起来有真实性，并通过治疗师现身说法的这种治疗方法，他们还与匈牙利的针灸从业者建立了人际和与专业关系。2002 年，匈牙利中医药学会成立，3 年后匈牙利医学会联合会将其吸收为会员。

令匈牙利政府承认中医并使其合法化的努力工作再次进行起来。2003 年，卫生部门继续处理与针灸有关的提议，这些提议也瞄准了政府总理和卫生部长。

努力的结果就是，即使不具备法律意义，也在耸立在有文凭的中医医师面前的墙壁上开了一扇小门，提供了一个机会。2003 年，一个高级别工作组组长的一封信（编号 39990–2/2003），对"国家公共卫生和医务官服务局允许中国针灸师在监护下行医"一事进行了确认，从而结束了全年的信件往来。

这封信件的实质内容是："我们原则上建议同意 13 名在匈牙利长期合法居留的'中国针灸师'在接受监督的情况下行医。"

首席医务官如果熟悉这份文件并想利用这一机会，他就可以批准这样的服务提供者进行营业，在此框架下，该服务提供者可以在专业医生的监护下工作。至于监护者或被监护者对中医是否更在行或更有经验，那就是另外一个问题了。但无论如何，这是一个对中医医疗监控的保障。

近十年来，这是通过中国中医学本科教育而获得文凭的人正式获得执业许可证并给患者治疗的唯一途径，前提是假如有（匈牙利）专业医生愿意承担监督责任的话。但是，就执法而言，无论上述立场提供了多大的活动余地，依然没有为许可证的颁发提供坚实的基础。同时，对需要接受治疗的患者来说也起不到安慰作用。

◎ 2013 年至今——突破的岁月

真正的突破性进展是在 2013 年年底到来的。在此之前，行业内的分歧非常大（有时是因生存恐惧引发的反对）。根据三名医学代表的动议，作为一项庞大法律（2013 年第 244 号法律）的一部分，《卫生法》第五章第三部分

（个人的条件）被修改，第110条添加了一个新的段落（4a）。

这一条法令的新颖性在于，其规定了在中医领域，至少经过5年高等教育而获得文凭的人，可被授予有固定期限的执业医师执业许可证。许可证的颁发机构先是（ÁENK），后改为国家卫生保健中心（ÁEEK）。卫生科学理事会获得专业管理权，并通过一个委员会来行使其权利。该法实施条例的部长法令和政府法令则分别于2015年9月和2017年12月颁布。

到目前为止，从法律层面上来讲，中医行医许可证和行医领域的事情已经很清楚了。迄今为止，不到50个人获得了行医许可证。其中不少是匈牙利公民，他们或是在中国，或是在黑龙江中医药大学匈牙利分校（与塞梅尔维斯大学健康学院合作）获得了毕业证或文凭。

有了上述法律许可和中医专业文凭，人们就可以在卫生当局办理许可证的过程中证明自己满足了专业上的最低要求。

对于许可证颁发机构而言，少了一个迄今来讲不算小的麻烦。

我相信，中医最地道的培训场所是中国国家认可的高等教育机构。因此，将其视为"纯净的源泉"并不是委婉的说法。通往那里的道路崎岖且布满了绊脚石，这一点通过上文的内容就能感觉得到。

在写作过程中，有很多参考性的文献可供作者使用。

出于某些原因，我没有提及具体的人名。如果有人将自己与文中相关的人员联系到了一起，那也许并非偶然。

（乔鲍·卡罗伊）

后 记

2019 年是中匈两国建交 70 周年的喜庆之年。为了记录匈牙利中医教育发展轨迹，进一步总结匈牙利中医教育办学经验，我们编写出版了这本书。

在编写过程中，我们对大量的会谈记录、法律文件、录像、照片等资料进行了整理和编辑，选取了具有代表性的人物、事件和图片，力求完整地、客观地记录中医教育在匈牙利不同时期发展的原貌。

2015 年，匈牙利中医立法细则颁布后，海内外的很多同学、同仁都问我，让匈牙利实现中医立法的秘诀是什么。其实谈不上什么秘诀，中医在匈牙利立法有天时、地利、人和。其中，中医的教育是关键，教育是中医立法的基础。

我们总结在匈牙利建立中医教育体系和实现中医立法的经验，可以这么说，匈牙利实现中医立法与开展中医正规教育关系密切。引用塞梅尔维斯大学中医客座教授夏林军博士发表的《匈牙利中医概况和中医立法后的思考》中的一句话："中医高等教育的开展，是倒逼匈牙利政府为中医立法。"可以说，正是由于两国政府的支持，两所大学的务实合作，中匈两国专家的共同努力，两国同仁、教师的辛勤奉献，不断地推动着中医在匈牙利的发展，才有了今天匈牙利的中医立法。回首走过的路程，其中几件关键的事情值得一记。

◎ 黑龙江中医药大学匈牙利分校建立的缘起

2004 年夏，我回国探亲，受几位旅匈中医师的委托，回母校帮他们咨询报考硕士研究生的事宜。当我找到时任黑龙江中医药大学国际教育学院院长的梁华时，她说："师兄，你可以在匈牙利带研究生，国家教育部刚发布了新文件，我们可以海外合作办学。"我当时还以为她和我开玩笑呢，但在当天下午，我见到匡海学校长时，匡校长确认了此事。作为校友，我和匡海学早就熟识，对他荣升校长后踏实做事、锐意开拓、雷厉风行的处事风格也有所耳闻。匡校长认真听取了我对匈牙利中医药发展概况的介绍，当我提到"早在 20 世纪 90 年代匈中两国教育部就签署了两国互相承认学历的文件"时，他对双方合作办学的事情当即拍板，并说："现在是假期，你先等一周，我尽快召集学校学术委员会专家开会。"一周后，我作为匈牙利中医药学会会长与时任黑龙江中医药大学校长的匡海学代表双方签署了合作协议，共同创办了黑龙江中医药大学匈牙利分校。8 月签订协议，9 月即在布达佩斯招生开课，当时设有中医本科、医学硕士和医学博士学位。当年共招收了 7 名本科生、5 名硕士研究生和 1 名博士研究生。

◎ 匈牙利中医药学会成为匈牙利医学会联合会会员

匈牙利中医药学会于 2002 年成立，我被推选为会长。2003 年 7 月，一起诬告中国医生的案件促使政府重新考虑发放中医行医许可证。2003 年 7 月 24 日，匈牙利警方根据不实举报，查封了我会两名中国医师的诊所。匈牙利的媒体对此事大肆渲染报道，一时间闹得沸沸扬扬，很多匈牙利民众由此对中医产生了偏见。为了澄清事实，我们以匈牙利中医药学会的名义给匈牙利警察局、卫生部长写信申辩，并通过特殊渠道将申辩信送到了时任总理的迈杰希·彼得手上。迈杰希总理的过问不仅很快平息了这场风波，还提出应有条件地给中国医生发放行医许可证。当年 9 月，13 名中国医生获得中医行医许可证。

此后，中医在匈牙利迎来了发展的最佳时期。在国际禅武联盟主席释行鸿的帮助和协调下，2003 年中医药学会与匈牙利警察总局训练中心主任西蒙将军签署协议，部分医生成为匈牙利警察总局的保健医师。中医保健医师治愈了一些警官的疑难病，博得了他们的信任和高度评价。

委 托 书

为了促进中医药学的国际传播和中医药学对外教育的发展，促进中匈两国之间的中医药教育、医疗、科研等领域的合作与交流，现委托于福年教授为黑龙江中医药大学在匈牙利的代表，代理我校在匈牙利的留学生招生、医疗和科研的合作与交流工作。

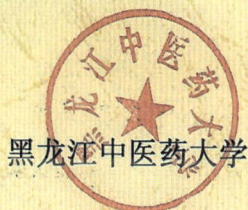

黑龙江中医药大学

校长：

日期：2006.9.22

《委托书》影印件

　　最具里程碑意义的事件是中医药学会在 2005 年 6 月 17 日获准正式加入匈牙利医学会联合会。经过近一年的申请，2005 年 3 月，由包括科学院院士在内的 9 名医学权威组成的匈牙利医学会联合会专家委员会，对中医药学会要求加入匈牙利医学会联合会的申请进行第一次投票，结果 9 人中 7 人投赞成票，顺利通过决议。根据有关法律，加入匈牙利医学会联合会需经过医学会专家委员会和理事会的两次投票。2005 年 6 月 17 日，理事会以 31 票赞成、23 票反对和 2 票弃权的表决结果，批准中医药学会加入匈牙利医学会联合会。至此，我们中医组织与当地的西医组织可以在同一平台开展平等交流和对话，为后来开展中医教育和实现中医立法奠定了基础。

　　匈牙利中医药学会成功加入当地最具权威的医学组织——匈牙利医学会联合会后，我被选为该联合会的常务理事。2006 年 9 月，作为常务理事的我陪同匈牙利医学会联合会高层代表团一行七人（其中三位是匈牙利科学院院士）访问了中国中医科学院和黑龙江中医药大学等单位，为日后合作办学打下了良好的基础。访问期间，匈牙利医学会联合会与黑龙江中医药大学签署了合作协议，并委托任命我为黑龙江中医药大学在匈牙利的全权代表。

◎ 塞梅尔维斯大学与黑龙江中医药大学合作办学

　　访华回来后，绍托尼教授即把塞梅尔维斯大学健康学院的院长梅萨罗什教授介绍给我，梅萨罗什院长对开展中医教育也情有独钟。经过努力，我陪同她率领的匈方代表团于 2009 年 3 月专程访问黑龙江中医药大学，与时任校长的匡海学签署了两所大学合作办学的框架协议，由此把黑龙江中医药大学匈牙利分校并入塞梅尔维斯大学。经过近一年的组织材料申报，匈牙利教育部于 2010 年 5 月 5 日正式下发文件，批准两校在匈合作办学，在塞梅尔维斯大学设立黑龙江中医药大学匈牙利分校。

　　2010 年 2 月，黑龙江中医药大学党委书记田文媛一行四人代表团访问匈牙利，与塞梅尔维斯大学校长签署了正式协议。同年 9 月，中医本科课程正式开始在塞梅维斯大学授课。2010 年 8 月，黑龙江中医药大学给我寄来了授权书。

2012 年，我陪同梅萨罗什院长一行三人再次访问黑龙江中医药大学，根据匈方的具体情况，进一步调整完善中医教学科目，并签署了两校在匈牙利招收硕士研究生的协议。

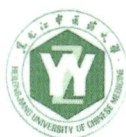

黑龙江中医药大学
Heilongjiang University of Chinese Medicine
24 Heping Road, Xiangfang District, Harbin, Heilongjiang, China
Tel: +86-451-82112786 Fax: +86-451-82126902 Email: hljutcm@yahoo.com.cn

授 权 书

　　根据黑龙江中医药大学与匈牙利塞梅尔医科大学在匈牙利塞梅尔医科大学开设黑龙江中医药大学匈牙利分校的协议，经黑龙江中医药大学校务会研究决定，任命于福年教授为黑龙江中医药大学匈牙利分校中方校长，协助 Dr. Meszaros Judit 教授开展匈牙利分校的招生、教学、管理等工作。

黑龙江中医药大学

校 长：

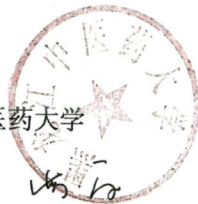

二〇一〇年八月八日

《授权书》影印件

2014年，匈牙利总理欧尔班与中国相关领导在北京见证两国政府签署包括中医药领域合作在内的一揽子协议。同年10月，国家中医药管理局前副局长、世界中联副主席兼秘书长李振吉率团访问匈牙利，与塞梅尔维斯大学校长等领导举行了会谈，并考察了黑龙江中医药大学匈牙利分校的办学情况。回国后，他向国家中医药管理局汇报了情况。次年，国家中医药管理局与匈牙利人力资源部发文，把两校合作的项目提升到政府层面，两国政府将共同在匈牙利建立中东欧中医药中心，该中心的选址即设在塞梅尔维斯大学。

2017年6月，中国相关领导来到塞梅尔维斯大学参加中医教育系列活动，亲临海外中医课堂观摩教学，并与匈牙利人力资源部领导及两所大学校长共同为中东欧中医药培训中心奠基。

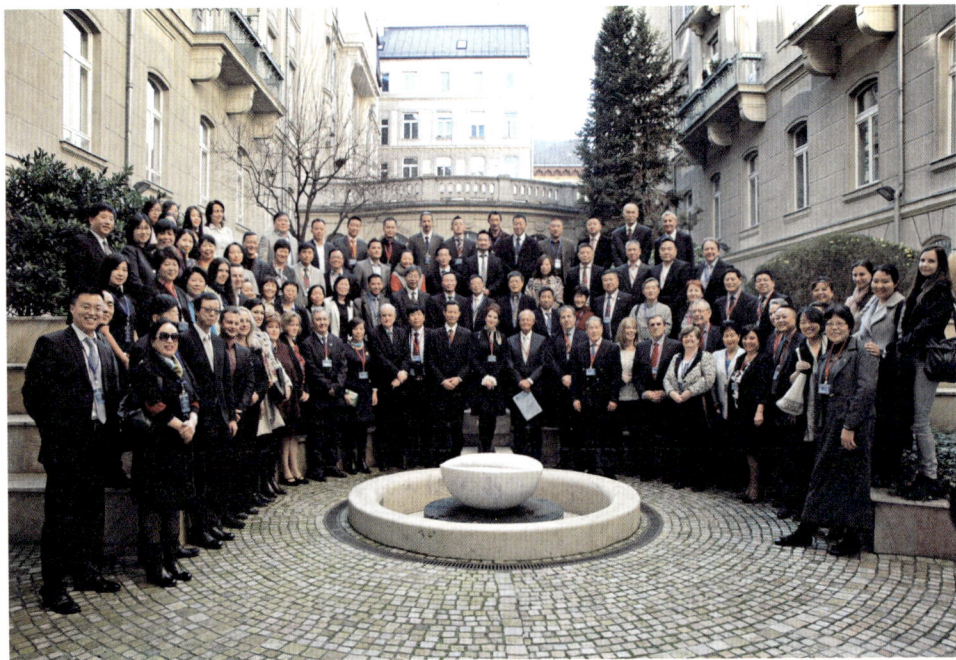

2017年3月4日，首届中东欧中医国际论坛暨中东欧中医药学会联合会成立庆典在布达佩斯举行

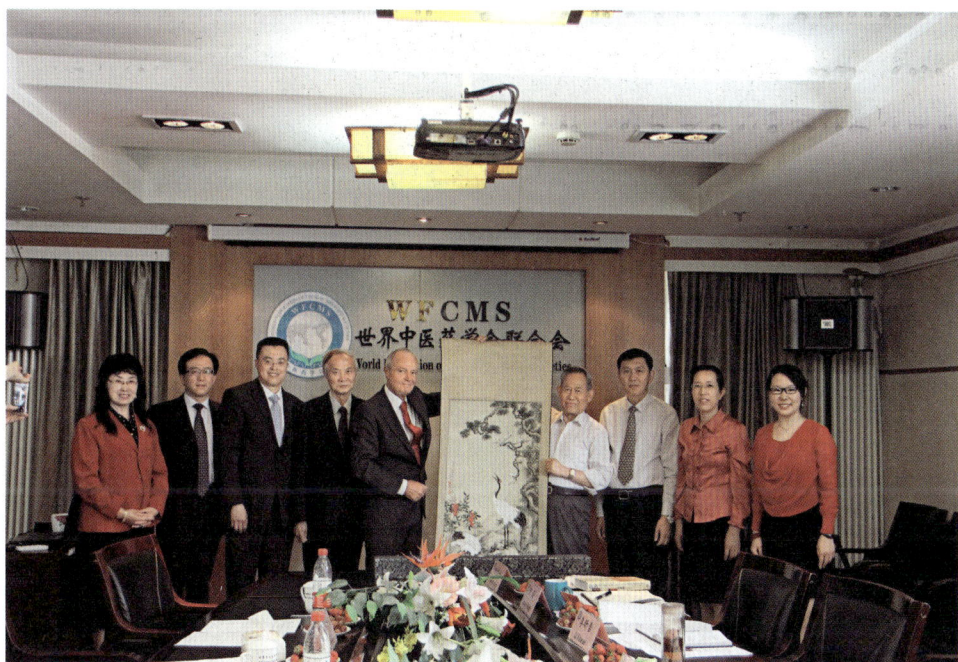

　　2017 年 5 月，匈牙利前总理迈杰希访问世中联北京总部，从左到右依次为：郑耀先主任、陈立新副秘书长、夏林军副主席、前驻匈大使朱祖寿、匈牙利前总理迈杰希、李振吉副主席、桑滨生秘书长、徐春波副秘书长、王晶主任

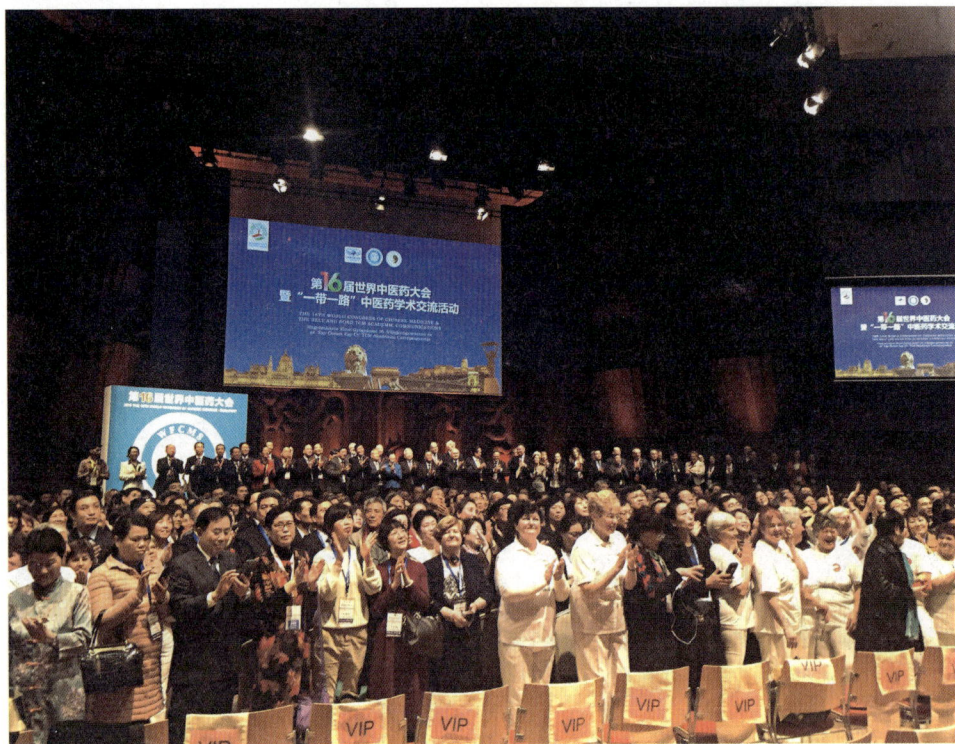

2019 年 11 月 8 日，第 16 届世界中医药大会暨"一带一路"中医药学术交流活动在布达佩斯开幕

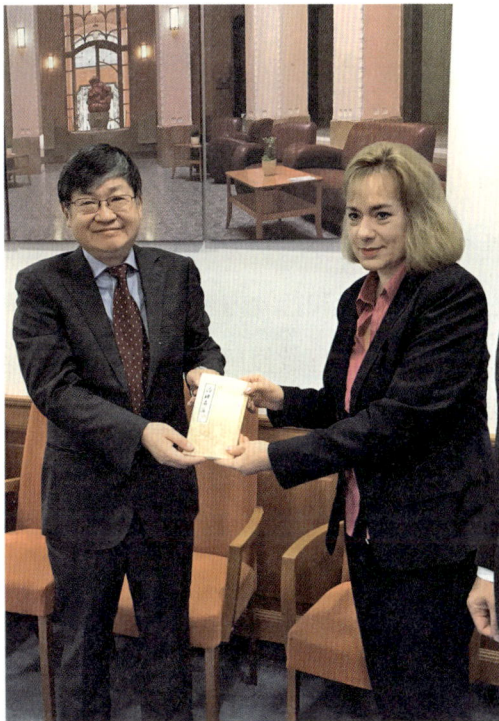

2019 年 11 月，北京市中医管理局局长屠志涛率团访问匈牙利期间会见塞梅尔维斯大学健康学院院长特尔奈伊·高比里埃劳

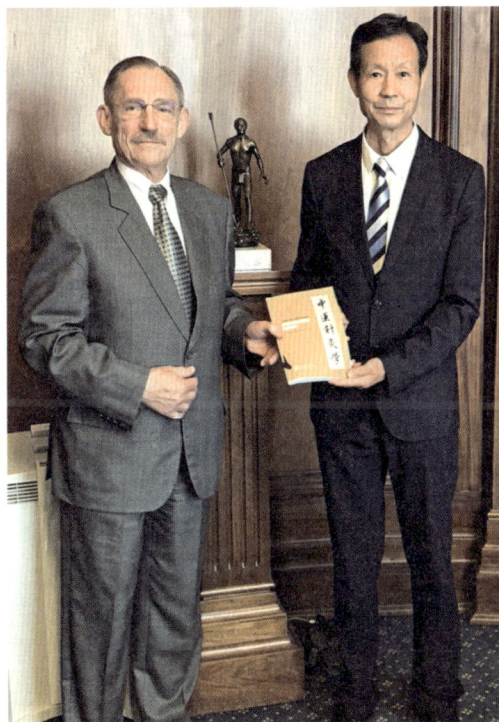

2021 年 6 月 18 日，黑龙江中医药大学匈牙利分校中方校长、中东欧中医药学会联合会主席于福年博士向匈牙利副总理、内务部长平特尔·山多尔赠送《中医针灸学》（匈文版）

◎ 硕果累累，不忘栽树人

十余年来，我们为匈牙利培养出一批批中医本科生、硕士和博士，他们当中许多人都已经毕业并走上工作岗位，开设了自己的中医诊所。这些毕业生中有很多已经成长为中医功底扎实、临床动手能力强的优秀中医临床医师，受到广大患者和行业内专家们的好评，马克博士就是毕业生中的优秀代表。

正如绍托尼教授所说："十几年来，我们没有白努力，今天定稿的这些材料，如实地记录了我们所走过的艰辛之路，也记录了两所学校的同仁们共同努力而取得的硕果。"本书使读者能够进一步了解匈牙利塞梅尔维斯大学中医教育的发展历程。我们不仅要感谢两国政府的大力支持，更要感谢两所大学历任校长、院长等领导所付出的辛勤努力。

中国有句俗语："吃水不忘挖井人。"所以，我们要感谢匈牙利科学院院士、匈牙利医学会联合会前主席、塞梅尔维斯大学前校长绍托尼教授。近 20 年来，他为推动中医在匈牙利的发展呕心沥血，是他最先提出并亲自设计了两所大学中医教育合作的蓝图。早在 20 世纪 90 年代末，他任塞梅尔维斯大学校长时就曾经接待过北京中医药大学代表团，之后即在塞梅尔维斯大学开设了中医考查课。2005 年，他作为匈牙利医学会联合会主席主持理事会投票，把匈牙利中医药学会纳入了匈牙利医学会联合会，这对中医教育能够进入塞梅尔维斯大学起到了关键作用。

同时，要感谢中国驻匈牙利前大使朱祖寿先生。为了推动中医在匈牙利的发展，他到任不久就来到我们中医药学会，听取情况汇报，了解中医药在当地的发展状况。他曾多次邀请匈牙利政府卫生部门官员、各大学领导和匈牙利医学会联合会主席等到使馆进行座谈。朱大使还多次亲临中医药学会会员参加的匈牙利全国警察日、健康日和全国残疾人日义诊活动现场，看望义诊的中医师，以实际行动支持中医在匈发展。特别是在匈牙利中医药学会申请成为匈牙利医学会联合会会员的过程中，他亲自出面协调与匈方的关系，为学会最终顺利加入匈牙利医学会联合会立下了汗马功劳。

　　我们要感谢匈牙利前总理迈杰希先生，无论是他在位时还是在离任后，他都一如既往地坚定支持中医在匈牙利的发展。他不仅亲自过问并解决了13名中医获得行医许可的问题，而且在离任后创立了欧洲传统中医基金会并担任主席，继续为中医在匈牙利乃至欧洲的发展奉献力量。2017年，《中医基本名词术语中匈英对照国际标准》辞典就是由他的基金会筹资出版发行的。2018年，迈杰希先生荣获世界中医药学会联合会颁发的中医药国际贡献奖，可谓是实至名归。

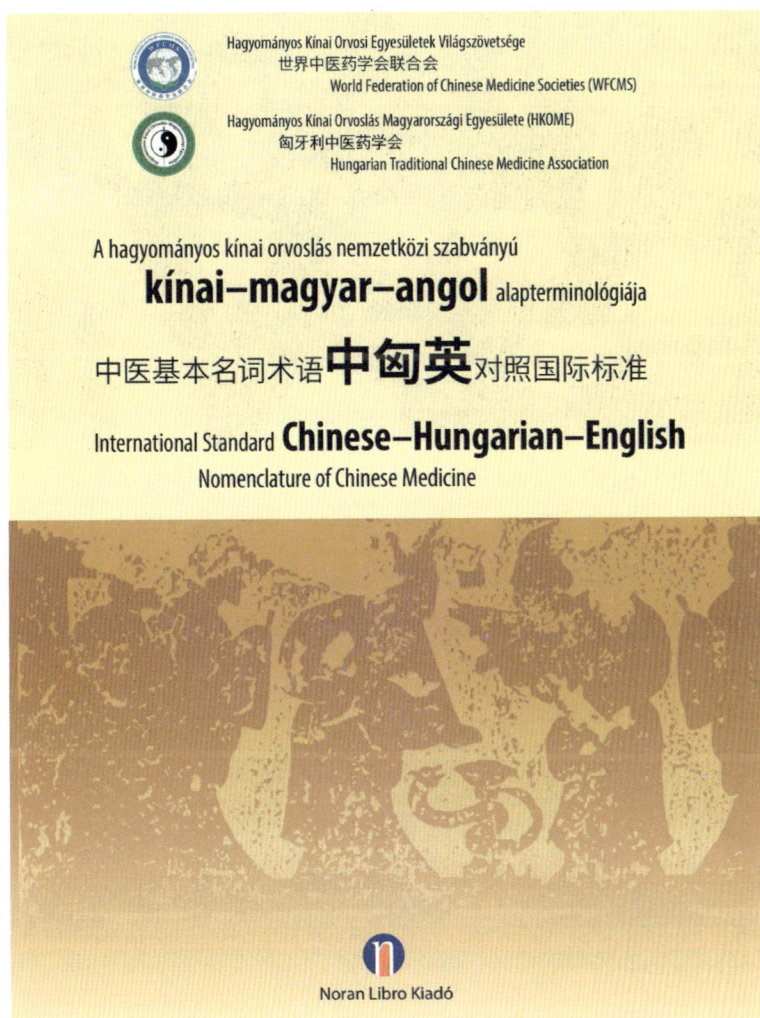

《中医基本名词术语中匈英国际对照标准》封面

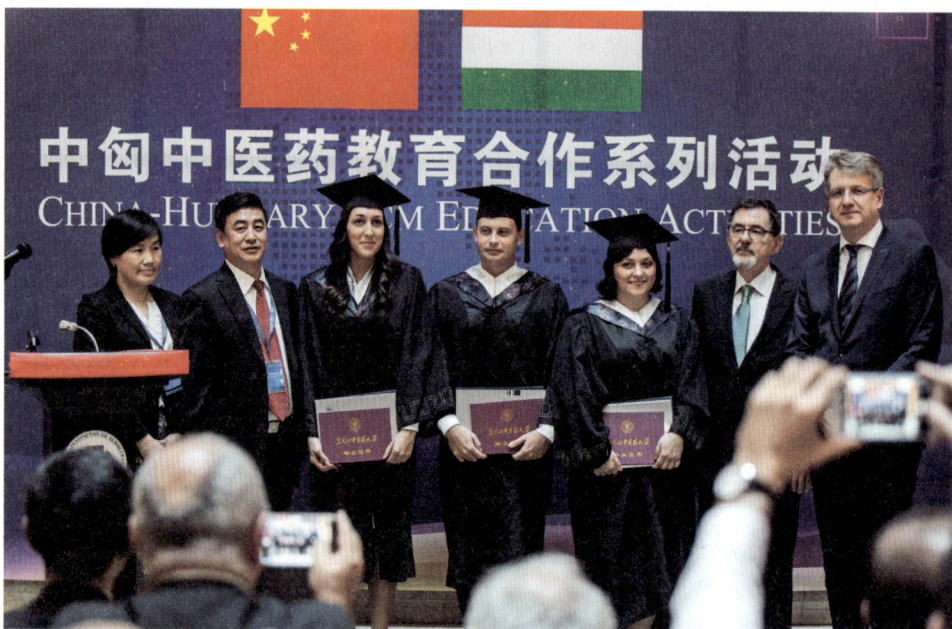

黑龙江大学匈牙利分校 2017 年毕业生什泰里希·奥德里安（左三）、萨博·克里斯蒂安（中）、卢卡奇·诺艾米（右三）与黑龙江中医药大学国际教育学院院长姚素媛（左一）、时任黑龙江中医药大学校长孙忠仁（左二）、时任塞梅尔维斯大学校长西尔·阿格什通博士（右二）、塞梅尔维斯大学健康学院院长纳吉·佐尔坦·若尔特博士（右一）合影

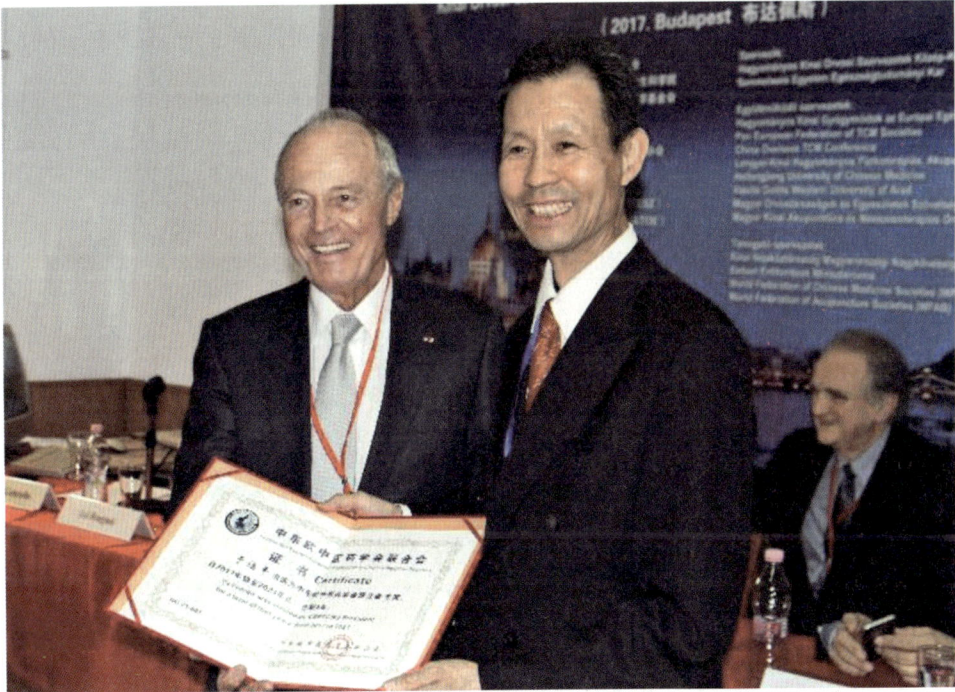

中东欧中医药学会联合会主席于福年向匈牙利共和国前总理迈杰希·彼得颁发中东欧中医药学会联合会荣誉主席证书

　　同时要感谢世界中联副主席兼秘书长李振吉教授多年来对匈牙利中医发展给予的热情关注和指导。2012 年，他代表世界中联与匈牙利中医药学会于福年会长签署了"制定中医基本名词术语中匈对照国际标准合作协议"。2014 年，他率世界中联代表团访问塞梅尔维斯大学并与时任校长会谈，围绕中医教育话题提出了许多指导性意见。同时，他为推动匈牙利中医药学会加入国际标准化组织（ISO/TC249）、匈牙利华人中医师高职评审、中东欧中联的成立等工作都给予了指导意见和极大的支持。李振吉教授也是推动匈牙利中医发展的贵人之一。

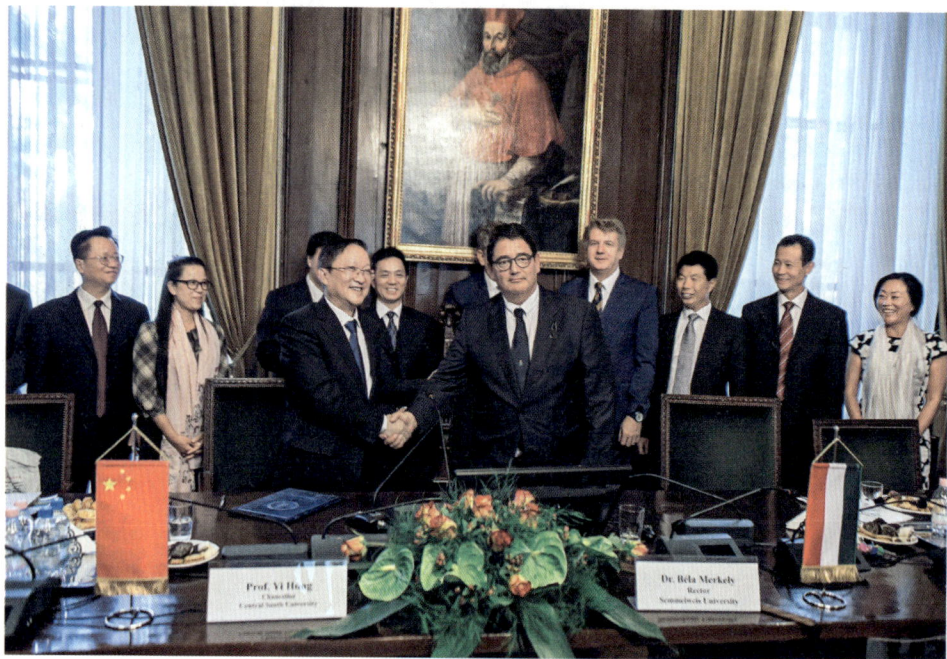

塞梅尔维斯大学校长迈尔凯伊·贝拉博士（前排右）和中南大学党委书记易红博士（前排左）签署合作协议

　　本书作者之一、布达佩斯首都卫生监督局前总干事乔鲍·卡罗伊先生，当年为匈牙利中医药学会申请加入匈牙利医学会联合会积极穿针引线，功不可没。

匈牙利医学会联合会前总干事萨尔马·贝拉先生也为推动中匈医学交流做出了努力。他任职期间，由匈牙利医学会联合会主办、匈牙利中医药学会承办，在匈牙利成功召开了8届中匈中医药学术国际研讨会，为搭建塞梅尔维斯大学和黑龙江中医药大学的学术交流做出了重要贡献。

塞梅尔维斯大学健康学院院长纳吉·佐尔坦·若尔特博士自2013年上任后，不断推动中医教育发展。他先后访问了黑龙江、上海、山东等地的中医药大学，并参加了海外华人论坛组织的国际中医药大会，他在会上做了《塞梅尔维斯大学中医教育的经验与展望》的主题报告，为推动世界各国的中医教育起到了示范作用。2019年，他前往黑龙江中医药大学见证塞梅尔维斯医生的雕像在中国落成，并为龙江医派传承工作室匈牙利工作站在塞梅尔维斯大学健康学院揭牌，续写两校友谊与合作发展的新篇章。

此外，还有匈牙利的首脑、政要、议员等很多贵人，中国驻匈牙利大使馆官员、匈牙利媒体、华人媒体、华人社团等各界朋友为推动中医在匈牙利的发展给予了大力的支持与帮助，在此表示衷心感谢！

时光如梭，一晃之间，黑龙江中医药大学与塞梅尔维斯大学合办的黑龙江中医药大学匈牙利分校便已走过了十年的光景。虽然取得了可喜的成绩，但这还只是个开始，我们今后的任务还很重。在国际、国内中医药发展大好的形势下，我们要继续努力，不断地提高教学质量，扩大招生数量，守正创新，传承精华，把海外中医高等教育工作做得更好，让中医药为人类健康事业发挥更大的作用。

本书的出版得到了塞梅尔维斯大学出版社、欧洲丝路健康管理有限责任公司、黑龙江中医药基金会的支持与赞助，黑龙江中医药大学国际教育学院副院长张兴博提供了部分珍贵照片，在此一并感谢！

于福年

2019年12月